医院開業から
法人化, 経営・継承まで

弁護士, 税理士, 司法書士,
行政書士, 社労士が答えました!

医療・薬機リーガルサポートネットワーク 編

南 山 堂

執筆者一覧

編　集

 医療・薬機リーガルサポートネットワーク

　医療機関が医療に集中できる環境を整備し，また，企業・団体が医療の進歩及び普及に集中できる環境作りを支援することをもって，社会に良質かつ効率的な医療を提供することに貢献し，患者の生活の質（QOL）を向上させ，患者の満足を得る医療を実現するために，各専門家が連携し，ワンストップで，スピーディーかつ質の高いサービスを提供することを目的に当団体を設立しました．

　団体のロゴマークは，クライアントとの『パートナーシップ』，法の『天秤』，医療関連の『ハート』を一つの形として表現しています．

ホームページ：https://mpd-legal.com/

編集幹事

山田勝彦（やまだ　まさひこ）

資　　　　格：弁護士

所　属　会：東京弁護士会所属

所属事務所：青葉総合法律事務所

役　　　職：医療・薬機リーガルサポートネットワーク顧問，筑波大学法科大学院講師，人を大切にする経営学会常任理事

取扱分野：約20年間，医療弁護団に所属し，患者の側から医療過誤事件に関与．その後，医療法人側の人事・労務管理のサポートをしている．

執　筆

庄司泰裕（しょうじ　やすひろ）

資　　　　格：弁護士，薬剤師，公益財団法人日本アンチ・ドーピング機構公認スポーツファーマシスト

所　属　会：第一東京弁護士会，公益社団法人日本薬剤師会，一般社団法人日本病院薬剤師会，公益社団法人東京都薬剤師会，一般社団法人東京都病院薬剤師会

所属事務所：みなと総合法律事務所

役　　　職：医療・薬機リーガルサポートネットワーク代表

取扱分野：医療，医薬品，医療機器等の分野に注力しつつ，一般的な民事事件，企業法務，刑事事件も取り扱っている．

髙橋 景 (たかはし　けい)

資　　　格：弁護士

所　属　会：第一東京弁護士会

所属事務所：飯沼総合法律事務所

役　　　職：医療・薬機リーガルサポートネットワーク代表，日本大学大学院法務研究科講師

取 扱 分 野：法人の顧問業務，不動産案件，相続案件を主力として，民事事件全般を取り扱い，医療機関の顧問業務や医療関係の法務対応にも注力している．理系，システムエンジニア出身であることも強みとしている．

関 佑輔 (せき　ゆうすけ)

資　　　格：弁護士

所　属　会：第一東京弁護士会

所属事務所：関法律事務所

取 扱 分 野：医療過誤事件を担当した経験から，医療分野に注力している．また，インターネットにおける権利侵害情報の削除請求，離婚，相続，交通事故，刑事事件等を取り扱っている．

曽根圭竹 (そね　けいたけ)

資　　　格：司法書士，行政書士

所　属　会：東京司法書士会，東京都行政書士会

所属事務所：司法書士　行政書士　曽根総合法務事務所

取 扱 分 野：司法書士としては，不動産に関する登記，会社法人登記全般を取り扱い，行政書士としては，各種許認可の取得を取り扱う．その中でも医療機関の法務に注力している．

三瀬宏太 (みせ　こうた)

資　　　格：税理士，社会保険労務士

所　属　会：東京税理士会，東京社会保険労務士会

所属事務所：三瀬国際税務会計事務所・三瀬社会保険労務士事務所

ホームページ：https://www.mise-office.jp/

取 扱 分 野：医療機関の税務・社会保険顧問多数，医療法人の監事，医療労務コンサルタントを修了している．その他，相続・事業(医業)承継対策やインバウンドの外資系企業の顧問，企業の財務・税務部門等で企業研修など行っている．

刊行のことば

　本書は，クリニック，個人医院，歯科医院の開業，医療法人の設立等を目指す医師のために書かれた開業・運営マニュアルです．クリニック，個人医院において，医師は専門家の医師であるとともに，個人事業主としての経営者となります．医療法人の理事長もいわば法人の経営者です．しかし，大学の医学部で経営学を学ぶ機会はありません．医師は，憧れの独立開業をしようと動き始めた途端にさまざまな問題に直面します．立地の選定，各種の届出，機材の購入から看護師，事務職員の採用，運営が始まれば，労務問題，税務問題，顧客の対応等，医療とは関係のない問題に関わっていかなければなりません．個人医院が少し大きくなってきて医療法人にしようかと思えば，個人医院とは異なる法律・税務の知識が必要となります．

　本書の執筆者は，これまで数多くの個人医院の開業，医療法人の設立・運営のサポートを実践してきました．専門分野は，税理士，社会保険労務士，司法書士，行政書士および弁護士と経営をサポートする全ての分野に及んでいます．このような専門家が，自らの経験から医院開業・運営において，必ず問題となるテーマを厳選し，説明の難しい極めて専門的な内容を分かりやすくまとめました．

　本書の活用方法として，1ページ目から順に読み進めることによって，医院の開業から運営までのイメージを作るもよし，必要な時に，必要なテーマを確認するのもよし，となっています．是非，皆様の手元において頂きたいと思います．

　2020年4月

山田勝彦

序

　医療は，人が安心して健康的に生活するための基盤です．そして，良質かつ効率的な医療を提供し，患者の生活の質（QOL）を向上させ，患者の満足を得る医療を実現するためには，医療従事者や医療関連企業が，医療の提供・発展に集中できる環境を整備することが必要と考えます．しかしながら，医療業界では，多くの業種・業態間の連携が必要であり，多岐にわたる問題があるにもかかわらず，他の業界よりも法的支援が行き届いていないことが現実です．

　そこで，弁護士，司法書士，行政書士，税理士，社会保険労務士といった専門家によって，法務・税務に関する問題をワンストップで解決し，医療機関が医療に集中できる環境作りを支援する目的で本書を企画しました．

　本書では，主に，これから開業することを考えている医師・歯科医師や，既に開業されている医療機関を対象として，開業から運営，医療法人化，事業承継，閉業という流れに沿って横断的に，それぞれの段階で生じやすい法務・税務の問題についてQ&A方式で解説しています．

　特徴としては，一つの問題について，弁護士，司法書士，行政書士，税理士，社会保険労務士といった各分野の専門家が携わっており，どの専門分野であるかが分かるように各専門家のマークを表示しています．また，当該問題に関連して，他の専門家からの補足や留意点等がある場合には，コメントを付記し，一つの問題に対して多角的な視点で解説しました．そして，極力多くの図表等を示して，視覚的に分かり易くなるようにも心掛けました．

　本書を利用することで，さまざまな問題への予防，対応に役立てて頂くとともに，相談するべき専門家を把握することの一助になれば幸いです．

　2020 年 4 月

執筆者一同

目｜次

chapter 1　個人開業　　1

3　閉　業 ··· 155

chapter 2　法人開業 　163

1　医療法人化について ····································· 164

chapter

1

個人開業

1 開 業

▶ 手 続 き

Q1 個人クリニックを開業するまでの流れは?

そろそろ私自身が院長を務めるクリニックの開業を考えていますが,どのような準備が必要なのか漠然としたイメージしかありません.

具体的にどのような流れになるのか教えてください.

A 経営に必要なすべての項目を決めていくことになります.

クリニックを経営する上で必要となるすべての事柄(例えば事業計画,開業地の決定,資金計画,スタッフの雇用,クリニックの内外装など)を決めていくことになります.その際,クリニックを開業することを目的とするのではなく,クリニックの経営を成功させることが最終目的となることを忘れずに,開業後もサポートしてくれる相談相手と連携しながら開業の準備を進めていくことが望ましいといえます(図1-1).

事業計画・資金計画の策定 → 開業地の選定 → クリニックの内外装の決定 → 医療機器などの導入 → スタッフの雇用 → 保健所などへの届出

図 1-1 クリニック(診療所)開業までの流れ

解　説

　クリニックの開業は経営者になることですので，開業を決意するまでには，いろいろな葛藤があったことと思います．どの医師においても開業準備は初めて経験することがほとんどであり，すべてを一人で対応することはとても困難なことといえます．開業後のスタートダッシュをかけるためにも，良き相談相手とともに開業準備を進めていくことが効率的です．

　もちろんすべての内容について最終的な判断をするのは開業を目ざす医師・歯科医師自身ですが，クリニック運営において重要な部分（事業計画・開業地の選定・スタッフの人選など）以外は，各分野の専門家を活用することで効率よく開業の準備を進めることにつながります．その際の相談相手は一人である必要はありませんので，相談相手の人脈を活用し，納得のいく開業準備となるように心掛けるべきです．

　ここでは，開業までの主な流れの概要を説明します．

事業計画・資金計画の策定

　事業計画は，クリニック開業後の予定（予想）をまとめたもので，その想定が現実的であればあるほど事業資金の融資が受けやすくなり，また，経営のむだを省くことができるようになります．その中でも事業運営にかかる資金に関する資金計画やスタッフの人数・給与体系に関する人事戦略，予想患者数の基礎となる地域人口や世帯数などの基本情報・ライバルとなるクリニックの有無などクリニックの経営に関する営業戦略を整理したものとなります．

開業地の選定

　クリニックを開業する場所は言うまでもなく重要なものです．慣れ親しんだ地域や出身地など縁のある地域で開業するのか，人口数・世帯数・年齢層などの客観的な指標を検討し，ライバルとなるクリニックが存在しない競争の少ない地域とするのか，など営業戦略に大きく影響を与えることになります．

クリニックの内外装の決定

　クリニックの内外装はそのクリニックを印象付ける最たるもので，営業戦略として重要です．また，開業時にかかる費用の金額に直接影響を与えることになるため，慎重にならざるを得ない部分といえます．そのほか医療機関として認められない仕

様（衛生面や安全面）もありますので，医療機関の内外装を専門とする建築士に相談することが必須となります．詳しくは Q7・Q8 をご覧ください．

医療機器などの導入

医療行為を行うにあたって必要となる医療機器や診療報酬明細（レセプト）の発行に必要なレセプトコンピューターなど最低限そろえなくてはいけないものは医療機器メーカーや医療機器の卸売業者から調達することになります．その際，購入するのかリース契約にするのかは資金計画に大きな影響を与えますので，無理のない範囲で導入したほうが金銭的な負担を軽減することになります．詳しくは Q10・Q11 をご覧ください．

スタッフの雇用

診療科目によるかもしれませんが，誰も雇用せずにクリニックの運営をしていくのは多忙を極める医師・歯科医師にとっては不可能に近いといえますので，クリニックの受付スタッフなどの医療事務スタッフや看護師・視能訓練士・歯科衛生士などの専門スタッフなど，必要最低限のスタッフの雇用は必要になるといえます．労務については労働契約法や労働基準法など複雑なものが多くなりますので，弁護士や社会保険労務士のアドバイスを聴きながら採用活動ができれば，望ましいといえます．詳しくは Q12～Q14 をご覧ください．

保健所などへの届出

クリニック（診療所）の運営開始後，「診療所開設届」の提出が診療所開設後 10 日以内に必要となり（医療法 8 条），保険診療報酬を受け取るための「保険医療機関指定申請」（健康保険法 65 条 1 項）や労災保険や生活保護などの社会保障からの支給を受ける場合など医療機関は行政庁への提出書類が多数あります．開業直後は行政書士をうまく活用しながらクリニックの運営に集中できるように対応すべきといえます．

税理士 アドバイス 　事業計画書は，将来の見通しを作成するものですが，実務的には，金融機関に融資を申し込む際に提出すべき書類です．金融機関にもよりますが，定型フォーマットがあるわけではなく，一般的には，経営理念，経営戦略，開業される医師などの経歴，月次の収支予想，年間の収支予想（3〜5年分），運転資金・設備資金の自己資金・融資資金の内訳などを記載します．

弁護士 アドバイス 　医療機関の間取りや設備関係に関しては，各種法令などによってさまざまな規制がなされています（Q7 参照）．そのため，医療機関の建築・内装工事は，一般的な建築物と異なる特別な配慮を要するため，設計や工事を依頼する業者の選定にあたっても注意が必要です（Q8 参照）．

　また，スタッフの採用にあたっては，募集の際に気を付けるべき事項に留意し（Q12 参照），雇用形態の違いを理解した上で採用しなければ，思わぬトラブルに発展する可能性もあります（Q13，Q14 参照）．

1

開業

手続き

Q2 個人クリニックを開院する場合は保健所などに何を提出するのか?

医療機関を開院するにあたって保健所に提出する書類があると聞きました. どんな書類を提出すればよいのでしょうか.

また, 保健所以外にも提出するものがあれば, 併せて教えてください.

A 保健所に「診療所開設届」を提出すること, 厚生局に「保険医療機関指定申請書」を提出することになります.

行政書士

クリニックを開院する場合には, 表 1-1 のように行政庁(役所)への書類の提出が多数あります. これらは開院に伴い必要なものと, 該当患者を診療する場合に必要なものに大別されます. 必要な書類の申請をしていない場合, 保険診療報酬を受領できなくなり, クリニックの経営に大きな影響を与えることになりますので忘れずに対応する必要があります.

表 1-1 主な提出書類

提出の要否	提出先	届出（申請）するもの
○	保健所	診療所開設届
△		診療用エックス線装置設置届
△ (○)	厚生局	保険医療機関指定申請書
△	労働局	労災保険指定医療機関指定申請書
△	福祉事務所等	生活保護法指定医療機関指定申請書

○＝必要, △＝該当患者を診療する場合には必要

解 説

診療所開設届

医療法 1 条は「医療の安全を確保するために必要な事項, 病院, 診療所…の開設及び管理に関し必要な事項…を定める」と規定されています.

そして, 医療法 8 条で「臨床研修等修了医師, 臨床研修等修了歯科医師…が診療

所…を開設したときは，開設後 10 日以内に，診療所…の所在地の都道府県知事に届け出なければならない」旨が定められており，具体的には所管の保健所に対して診療所開設届を提出する必要があります．ここでいう診療所とは，無床または 19 人以下の有床施設をいいます（医療法 1 条の 5 第 2 項）ので，開業を検討されている多くの医師・歯科医師はこちらに該当することになると思われます．これに対し，20 人以上の有床施設を有する医療機関であれば医療法上は病院に該当し，病院の開設については都道府県知事の開設許可が必要となります（医療法 7 条）．

　法的に届出は「行政庁に対し，一定の事項を通知する行為」であり，行政庁の諾否の応答を予定しないもの（行政手続法 2 条 7 号）と考えられているのに対し，許可は「法律が禁止している事項を個別にその申請に基づいて解除する行為」であることから，許可を受けるために事前準備をする必要があり，一定の時間が必要となります．

診療用エックス線装置設置届

　診療所の管理者は，診療所に診療の用に供するエックス線装置を備えたときは設置したときから 10 日以内に診療所所在地の都道府県知事（具体的には所管保健所）に届け出なければなりません（医療法 15 条 3 項，医療法施行規則 24 条の 2）．クリニック内でエックス線撮影をする場合には，エックス線装置を利用することになりますので，エックス線装置の製造メーカー（または販売メーカー）の協力を得ながら，診療所開設届とともに所管の保健所に届出を行う必要があります．

保険医療機関指定申請

　クリニックの主な収入源となる社会保険診療報酬を受けるためには厚生労働大臣の指定を受けた「保険医療機関」になる必要があります．保険医療機関の指定を受けるためには（地方）厚生局に「保険医療機関指定申請」を行う必要がありますが，この申請は診療所開設届提出後でなければ受理してもらえませんので，申請の順番には注意が必要です．さらに，申請の時期についても（地方）厚生局が定める毎月締切日までに申請がないとそれ以降は翌々月に指定がされることになるなど，クリニックの資金繰りに直接影響を与える申請になりますので，計画的に早めの対応が求められます．

労災保険指定医療機関指定申請

　労働者が仕事中や通勤途中に負傷した，または病気になったなどの労災事故については，労災保険指定医療機関にて無償で治療を受けることができ，その指定医療機関は後日診療報酬を別途受領することになります．この指定医療機関となることは患者の直接的な負担を減らすことにつながりますので，患者へのアピールの一環として取り組んでいる医師もいます．労災保険指定医療機関の指定を受けるためには，所管の労働局に対して指定申請をし，指定を受ける必要があります．

生活保護法指定医療機関指定申請

　生活保護受給者に対して医療の給付を行おうとする病院・診療所，薬局または訪問看護事業所などは，生活保護法による指定を受ける必要があります．実際の申請については，当該事業所の所在地を管轄する福祉事務所等へ申請することになります．

　本文の診療所開設届（医療法8条）の届出義務に違反した場合，20万円以下の罰金に処せられます（医療法89条1号）．手続きを怠った場合には罰則の対象となることもありますので，必要な手続きを確認しながら進めましょう．

3 個人クリニックを開院する場合は税務署などには何を提出するのか?

これから開業を考えているのですが，税務署などに提出しなければならないものは，何があるのでしょうか．

 開業等届出書など複数ありますので，ご留意ください．

 開業医の先生方は，税務申告について，開業まであまり経験がなく，あったとしても，株式・不動産・給与所得の確定申告くらいのケースがほとんどです．個人事業（開業医）の開業にあたって，必要になってくる手続きは，いろいろと複雑であり，届出書を1つ出し忘れることにより，税制メリットを享受できなかったりしますので，十分ご留意ください．

解　説

　個人開業医が開業した場合および医療法人を開設した場合，税務関係の届出書の提出が複数必要になってきます．ここでは，税務関係の届出書の提出の方法を記載します．

　表1-2，3にある届出書を国税庁ホームページよりダウンロードし，各届出書に必要事項を記入の上，開業医の住所地または開業地（医療法人の場合は，主たる事務所の所在地）を所轄する税務署などに「提出用」と「控用」として，各2部を提出します．「控用」については，右上のスペースなどに赤字で「控」と記載しておいたほうがよいでしょう．各届出書の控については，税務署などの収受印が押されて返却されますので，開業医または医療法人が保管します．郵送でも受け付けられますので，その場合は，返信用封筒に切手を貼付し，記入した用紙と一緒に送付します．今は，これらの届出書を電子申告によって行うことも可能です．

表 1-2 個人開業医が開業した場合に，税務署および各都道府県税事務所などに提出すべき書類

提出事由	提出書類	提出先	提出期限
医院，歯科医院の開設	開業・廃業等届出書	税務署，各都道府県税事務所，各市町村	開業の日から 1 ヵ月以内
医院，歯科医院の開設	給与支払事務所等の開設届出書	税務署	給与支払事務所の開設の日から 1 ヵ月以内
青色申告をする場合	青色申告承認申請書	税務署	原則としてその年の 3 月 15 日まで（1 月 16 日以後の開業の場合は，開業した日から 2 ヵ月以内）
青色事業専従者給与を支払う場合	青色事業専従者給与に関する届出書	税務署	
源泉所得税の納期の特例を受ける場合	源泉所得税の納期の特例の承認に関する申請書	税務署	提出した日の翌月に支払う給与から適用
棚卸資産の評価方法を変更する場合	棚卸資産の評価方法の届出書	税務署	開業した年の翌年 3 月 15 日まで
減価償却資産の償却方法を変更する場合	減価償却資産の償却方法の届出書	税務署	

表 1-3 医療法人を開設した場合に，税務署および各都道府県税事務所などに提出すべき書類

提出事由	提出書類	提出先	提出期限
医療法人の開設	法人設立届出書	税務署，各都道府県税事務所，各市町村	設立登記の日から 2 ヵ月以内
医療法人の開設	給与支払事務所等の開設届出書	税務署	給与支払事務所の開設の日から 1 ヵ月以内
青色申告をする場合	青色申告承認申請書	税務署	設立の日以後 3 ヵ月を経過した日と設立第 1 期の事業年度終了の日とのうちいずれか早い日の前日まで
申告期限の延長をする場合	申告期限の延長の特例の申請書	税務署，各都道府県税事務所，各市町村	最初に適用を受けようとする事業年度終了の日まで
源泉所得税の納期の特例を受ける場合	源泉所得税の納期の特例の承認に関する申請書	税務署	提出した日の翌月に支払う給与から適用
棚卸資産の評価方法を変更する場合	棚卸資産の評価方法の届出書	税務署	設立第 1 期の事業年度の確定申告書の提出期限まで
減価償却資産の償却方法を変更する場合	減価償却資産の償却方法の届出書	税務署	

ほとんどの場合が，開業と同時に従業員を雇うことになるかと思いますが，開業医の場合は，常時5人以上の従業員を使用するときは，強制適用事業所（医療法人の場合は，従業員数に関係なく，強制適用事業所となる）となり，健康保険および厚生年金に加入する義務が生じます．この場合は，事実発生日から5日以内に事業所所在地を管轄する年金事務所に「新規適用届，被保険者資格取得届」を提出することになります．

　また，これとは別に労災保険および雇用保険の加入義務も発生します．これに伴い，**表 1-4** の書類を提出する必要が生じます．

表 1-4　労災保険および雇用保険関連提出書類

提出書類	提出先	提出期限
保険関係成立届	労働基準監督署	保険関係が成立した日の翌日から起算して 10 日以内
概算保険料申告書	労働基準監督署，都道府県労働局，日本銀行など	保険関係が成立した日の翌日から起算して 50 日以内
雇用保険適用事業所設置届	公共職業安定所	設置の日の翌日から起算して 10 日以内
雇用保険被保険者資格取得届	公共職業安定所	資格取得の事実があった日の翌月 10 日まで

Q4 社会保険には，加入しなければならないのか？

これから開業を考えていますが，社会保険に加入しなければならないのでしょうか．事業主負担が大きいと聞きますので，慎重に検討したいと思います．

A

個人開業医で，常時使用する従業員数5人未満の場合は，社会保険の加入は任意になります．

法律上，法人事業所または個人事業所（法定16業種）で常時使用する従業員数が5人以上の事業所は，社会保険の強制適用事業所に該当しますので，加入しなければなりません．

ただ，開業当初，常時使用する従業員数が5人未満の場合は，任意適用事業所となりますので，社会保険に加入しなくても問題ありません．

解　説

社会保険の制度について，詳細を解説しますと，まずはその事業所が社会保険の強制適用事業所なのか任意適用事業所なのかを判定する必要があります（図1-2）．

クリニックは，法定16業種のうち，「疾病の治療，助産その他医療の事業」に該当します．つまり，医療法人でなく，個人であっても，この法定業種に該当しますので，個人開業医が，常時5人以上従業員を雇用する場合は，社会保険の強制適用事業所になります．それでは，常時5人以上の「常時」が，どういう定義かというと，その雇用形態によって変わってきます．いわゆる正社員であれば，常時使用に該当しますが，パートやアルバイトなどは，1週間の所定労働時間と1ヵ月の所定労働日数が一般社員の4分の3以上であれば，常時使用に該当します（表1-5）．

また，一般社員の所定労働時間および所定労働日数の4分の3未満であっても，次の5要件をすべて満たす方は，被保険者になります．

1. 週の所定労働時間が20時間以上であること

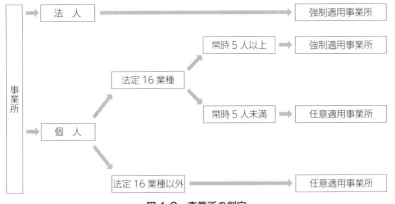

図 1-2　事業所の判定

表 1-5　雇用における「常時」の定義

被保険者とされない人	常時使用となるケース
日雇い	1ヵ月を超えて引き続き雇用されるようになった場合は，その日から常時使用となる
雇用契約が 2ヵ月以内	所定の期間を超えて引き続き雇用されるようになった場合は，その日から常時使用となる
雇用契約が 4ヵ月以内	4ヵ月を超えて継続して雇用される予定の場合は，当初から常時使用となる
雇用契約が 6ヵ月以内	6ヵ月を超えて継続して雇用される予定の場合は，当初から常時使用となる
所在地が一定でない事業所	なし

（日本年金機構ホームページより一部改変）

2. 雇用期間が 1 年以上見込まれること
3. 賃金の月額が 8.8 万円以上であること
4. 学生でないこと
5. 常時 501 人以上の企業（特定適用事業所）に勤めていること

税理士
アドバイス

　社会保険に加入していない事業所については，これから働こうとする従業員の立場からすると，不信感を覚える方もいるかと思います．もちろん，気にしていない方もいます．任意適用事業所に該当したとしても，その辺りも考慮した上で，社会保険に加入すべきかどうかをよく検討したほうがよいと思います．

物件を借りる契約を結ぶ場合どのようなことに気を付けるべきか？

医療機関を開業するにあたり，物件を借りようと思いますが，契約書を読んでも難しくてよくわかりません．内容をよく理解せずに契約書にサインしてしまうのは不安です．

物件を借りるにあたって注意すべきことがあれば教えてください．

契約を結ぶにあたっては，以下のような重要事項を必ず確認するようにしてください．

建物の構造（木造，鉄骨造，鉄筋コンクリート造など），「定期借家契約」ではないか，敷金・保証金，内装・設備条件，手付金，引き渡し時期と賃料の発生時期などは契約の重要事項です．必ず事前に確認するようにしましょう．

解　説

建物の構造

　一般的に，防火性，耐震性能，防音性能は，木造→鉄骨造→鉄筋コンクリート造の順で高くなります．鉄筋コンクリート造のほうが，安全性が高く，柱のない大きな空間をつくりやすくなりますので，空間を有効に使うことができます．

「定期借家契約」ではないか

　通常の賃貸借契約の場合には，法律上，契約期間の満了を迎えても，正当な理由のない限り，貸主から契約の更新を拒むことはできないとされていますので，正当な理由を基礎付ける特別な事情がない限りは，借主の望む限り物件を借り続けることができます．

　一方，「定期借家契約」の場合には，契約期間の満了により契約は終了し，契約を更新することはできません．なお，この場合であっても，契約期間の満了に際して，貸主が了承すれば，貸主と借主で再契約をすることは可能です．「定期借家契約」は，法律所定の方法によらなければ有効なものとしては認められませんが，賃貸借契約書に"契約の更新がない"旨の条項が定められている場合には，「定期借家契約」であることを意味しますので，必ず確認するようにしましょう．

　「定期借家契約」だからといって直ちに契約してはいけないということではありません．が，貸主側から「基本的には再契約をする」などと言われていても，契約期間の満了を迎える際に，貸主から再契約を拒絶されれば，借主は出て行かなければなりませんので，このようなデメリットを十分に理解した上で，慎重に検討する必要があります．

敷金・保証金

　敷金とは，借主が支払う賃料や借りていた物件から出て行く際の原状回復などに必要となる費用を担保する目的で貸主に預ける金銭です．賃貸借契約が終了して借りていた物件の明け渡しを行ったときに，未払いの賃料や費用が残っていれば，これを差し引き，残額があれば返還されます．また，契約書上は「保証金」という名目であっても，敷金の趣旨で記載されている場合が多くありますので，事後のトラブルを防ぐためにも，保証金が後で返還されるものであるか，貸主側で償却される部分があるかなどについて事前に確認しておきましょう．

内装・設備条件

　建物の床や壁，柱などに穴を開けたり，パイプを通したりする工事は貸主の同意なしに行うことはできないのが通常です．また，工事については，貸主の指定業者によって行うこととされる例も多く見受けられます．賃貸借契約の締結にあたっては，まず貸主に指定業者があるかを確認して，その上で，工事業者と打ち合わせを行う必要があります．そして，貸主の同意が必要な工事については，あらかじめ貸主の同意を得られるよう，貸主にも十分に説明をしておきましょう．

手付金

　内装・設備条件と関連しますが，賃貸借契約を締結する前に，まずは，借りようと思っている物件が，医療機関として成り立つ物件なのか，内装工事費用がどれく

らいかかるのかを確認しなければなりません．もっとも，人気のある物件の場合，先にほかの借主が決まってしまうおそれもありますので，気に入った物件が見つかったら手付金を払って仮押さえをしておくと安心です．この場合には，キャンセルをするときに，手付金が戻るのかについて，事前に確認するようにしましょう．

引き渡し時期と賃料の発生時期

　通常は，借主が貸主から物件の引き渡しを受けた後に内装工事に着手することになりますので，内装工事の着手時期を定める上で，引き渡し時期がいつになるのかを確認する必要があります．また，内装工事期間中は営業を行うことはできませんので，この期間のフリーレント（賃料免除）や賃料減額を求めて交渉してもよいかもしれません．

原状回復の内容

　物件から出て行く際には，借りた状態と同じような状態に戻すことが通常で，これを原状回復といいます．原状回復の内容について，どのような内容とされているか賃貸借契約書を確認しつつ，貸主にも確認しておきましょう．

　事業用の物件の場合，スケルトン（建物の構造体以外の内装をすべて解体することを指す）にすることが求められることも多くあります．医療機関が出て行く際の原状回復の工事は，費用負担も大きくなりますので，原状回復としてどこまでのことを行わなければならないかの確認は特に重要といえます．例えば，医療機関が借りた物件に造作（＝建物の効用を高めるために建物に付加した設備のこと）を付けた場合，退去時に，貸主に承諾料を支払えば，造作を撤去することなく，これを付けたまま，次の借主に物件を引き渡すことが許されるという契約内容になっている場合もあります．

　医療法人の設立認可申請において，医療法人の永続性の観点で定期借家契約は認められないことが想定されますので，実際に認可申請する際には，この点について十分にご注意ください．

Q 6 土地や建物の売買契約を結ぶにあたって，どのようなことに気を付けるべきか？

クリニックを開業するにあたり，物件を借りるのではなく，土地と建物を購入することを検討しています．

物件の選定における注意事項や，現地調査で注意すべき事項などについて教えてください．

A 購入予定の土地に法律上の制限がないかなどに注意してください．

弁護士　　市街化調整区域に該当する土地には，原則として建物を建てることはできません．また，土地の境界トラブルを回避するためにも境界確定の有無や，土地に接道している道路の権利関係なども確認しておきましょう．

解　説

- -

法律上の制限について

a 用途地域

用途地域とは，住居，商業，工業など市街地の大枠としての土地利用を定めるもので，13種類あり，用途地域が指定されると，それぞれの目的に応じて，建てられる建物の種類が決められます（建築基準法別表第二），（**表1-6**）．なお，法律上，「病院」とは，20床以上の入院設備を備えるものを指し，「診療所」とは，入院設備がないものや19床以下の入院設備しかない施設を指します（医療法1条の5第1項，2項）．

b 市街化調整区域

市街化調整区域とは，市街化を行ってはいけない区域（都市計画法7条3項）を意味します．そのため，土地を購入しても，その土地に自由に建物を建てることはできず，制限が加えられた建物しか建てることができません．また，建物を建てるに

表 1-6　用途地域と法的制限

		病　院	診療所
①	第一種低層住居専用地域	×	○
②	第二種低層住居専用地域	×	○
③	第一種中高層住居専用地域	○	○
④	第二種中高層住居専用地域	○	○
⑤	第一種住居地域	○	○
⑥	第二種住居地域	○	○
⑦	準住居地域	○	○
⑧	田園住居地域	×	○
⑨	近隣商業地域	○	○
⑩	商業地域	○	○
⑪	準工業地域	○	○
⑫	工業地域	×	○
⑬	工業専用地域	×	○

あたっては，開発許可，建築許可などの数多くの手続きを経る必要があり（都市計画法 29 条 1 項，43 条 1 項），これを専門家に依頼するのであれば，別途，そのための費用が発生することになります．

売買契約締結にあたって注意すべき事項

　売主と買主は利害が対立するものであり，売買契約書をきちんと確認しないで署名押印をしてしまうと，自分に一方的に不利な内容で契約を締結することにもなりかねません．特に，**表 1-7** のような事項に注意し，疑問点があれば，必ず売主に確認するようにしましょう．

現地調査で注意すべき事項

🅐 土地の境界の確認

　隣地所有者との間で境界が明確に定められていないと，建物を建築するにあたって改めて境界を確定させる必要が生じたり，後々大きなトラブルに発展する可能性もあります．境界確定測量図がある場合は，境界が確定していますので，境界確定測量図で示された位置に実際に境界杭があるか現地を確認しましょう．境界確定測量図がない場合は，境界杭やブロック塀などがあっても隣地所有者との間で境界が

表 1-7　売買契約の締結にあたって確認すべき事項

①売買代金以外の諸費用の負担について
　▷登記費用，仲介手数料，印紙税，固定資産税などについて，誰がいくら負担するのかを確認しておく必要があります．
②土地建物についての法規制の有無
　▷購入予定の土地が市街化調整区域内の土地ではないか確認し，市街化調整区域内である場合にはクリニックを建築できるのか確認する必要があります．
③建築条件の有無
　▷売主が，土地の売買契約書の中で，建物を建築する際の建築会社を指定するといった建築条件を付してくる場合があります．建築条件として指定された建築会社が医療機関の建築に詳しくない場合もありますので，注意が必要です（Q7,Q8 参照）．
④売主と売買対象物件の所有者が一致するか
　▷土地と建物の所有者については，必ず登記で確認するようにしましょう．
⑤契約不適合責任に関する条項
　▷購入した土地に，境界の越境，浸水，地盤沈下，擁壁不良，地中埋設物，土壌汚染などがあった場合に売主が負う責任として，「契約不適合責任」に関する条項が定められています．
⑥契約解除に関する条項
　▷例えば，契約後に事情が変わり，売買契約を解除したいという事態が生じるかもしれません．どのような場合に契約を解除できるか，解除した場合の違約金の発生の有無などについて確認しておきましょう．

確定されていないということになります．このような場合には，後々のトラブル防止のためにも専門家に相談し，隣地所有者と立ち会いの上で境界を確定させるための境界確定測量図を作成してもらうようにしましょう．

b 私道の確認

　購入予定の土地に接道している道路が私道である場合には，誰が権利を持っているのか，その私道の利用について権利者の承諾が得られているか，私道を利用するための費用負担の有無などについて確認しておく必要があります．

c 土壌汚染

　購入予定の土地に土壌汚染がある場合，汚染を除去しない限り，クリニックの運営ができないという事態も生じ得ます．特に，その土地に以前工場が建っていたというような事情がある場合，土壌汚染の可能性が高まりますので，購入予定地が以前どのように利用されていたかについては必ず確認するようにしましょう．

　土壌汚染の有無については，行政機関や専門の業者に依頼して調査してもらうことができます．土壌汚染が見つかった場合，この汚染の除去や土の入れ替えに多大

な費用を要することも考えられ，売主との間ではこのことを踏まえた価格交渉を行うことも考えられます．不安がある場合には，必ず事前に調査してもらうようにしましょう．

　　不動産には登記制度があり，登記を受けなければ自分のものであると他人に主張できませんので，不動産を取得する際には必ず登記申請を行うことをお勧めします．

Q7 建物の内装などの設計を依頼する契約を結ぶ場合どのようなことに気を付けるべきか？

医療機関を開業するための建物が決まったので，自分のイメージどおりの医療機関にするために，内装の設計を依頼しようと考えています．

内装の設計を依頼するにあたって，注意すべき点を教えてください．

A 保健所に事前相談に行くようにしましょう．

開業にあたっては，保健所へ「診療所開設届」を提出する必要があります．この診療所開設届は，各種法令や各保健所が定める基準を満たさない診療所については受理されないこともあります．そのため，内装の設計工事を開始する前に，必ず保健所へ事前相談に行くようにしましょう．

解　説

保健所の事前相談について

医療機関の間取りや設備関係に関して，医療法が構造設備の基準を定めていますが，入院用のベッドを有しない医療機関については，あまり細かいことが定められておらず，自治体または保健所が独自に基準を定めている場合があります．

そのため，内装工事がすべて完了した時点で保健所へ「診療所開設届」を提出したところ，保健所が定める基準に反するとして受理されず，工事をやり直す必要が生じることもあり得ます．また，医院と歯科医院で「診療所開設届」の書式も異なります．

そこで，設計の段階で，図面を持って保健所へ事前に相談に行き，図面の内容で工事を進めて問題がないか確認するようにしましょう．

医療機関の建築・内装に関する法令

a 建築基準法

　建築基準法では，病院（建築基準法2条2号）と有床診療所（合計床面積が200m²を超えるもの）は「特殊建築物」と定められ，より厳しい規制が及びますが，入院用のベッドを有しない無床診療所については「特殊建築物」（建築基準法2条2号，6条1項1号，法別表第1［い］）に当たらないため，建築基準法が定める一般的な基準に適合すればよいことになります．

　また，ビルにテナントとして入居する場合，一般的には，建築確認申請は必要ありませんが，建築基準法が定める基準に適合しなければ違法建築物となる点は変わりません．

　工事が始まる前に，設計者や建設会社に，建築基準法に適合する建物であることを確認しておくようにしましょう．

b 消防法

　建物に必要とされる消防設備などを定めた法律です．

　ベッドの有無や診療科目，規模により適用される規制の内容も異なりますが，一般的に医療機関で必要とされる消防設備は，消火器，自動火災報知設備，非常ベル，避難口誘導灯，避難器具などです．

　また，医療機関の収容人員が30人以上の場合は，防火管理者を定め「消防計画」の作成等の防火管理上必要な業務を行わなければなりません（消防法8条1項，法施行令1条の2第3項一ロ，法施行令別表第一［六］項イ）．

c バリアフリー法（高齢者・障害者等の移動等の円滑化の促進に関する法律）

　バリアフリー法は，2,000m²以上の大規模な建築物について，車椅子や身体の不自由な人が利用しやすいようにするための基準を定めた法律です．

　2,000m²に満たない建築物については，この法律は適用されません（バリアフリー法14条1項，法施行令9条）が，この法律が適用されない規模の建築物についても，自治体が，同趣旨の条例を独自に定めている場合がありますので，注意が必要です．

d 自治体の各種条例

　上記のa〜c以外にも，建築物について，各自治体が独自に条例で規制を定めている場合があります．事前に自治体に確認するなどして，完成予定の医療機関が違法

建築物とならないように注意しましょう.

設計契約を締結する上で注意すべき事項

a 設計を誰に頼むか

設計と工事について，以下の2つのパターンが考えられます.

1. 設計は建築設計事務所に依頼し，工事は建設会社に依頼する
   →設計と工事が別会社
2. 工事を依頼した建設会社内の建築士に設計も依頼する
   →設計と工事が同じ会社

1. の方法を選ぶと，同じ設計図面を見せて，複数の工事業者から見積もりをもらうことができますので，工事代金を安く抑えることができる可能性があります. 一方，設計と工事を行う会社が別々になりますので，完成した建物に何らかの欠陥が見つかった場合に，責任の所在が不明確となる可能性があります.

2. の方法を選ぶと，設計も工事も同じ会社が行うので，責任の所在が明確になり，一般的には，完成までの期間も短縮できます. 一方，同じ図面で複数の見積もりを取るなどができないため，適正な工事代金といえるかの判断が難しく，また，工事中に第三者の目でチェックが行われる機会がないというデメリットがあります.

b 契約内容における注意点

施主と設計士との間でトラブルとなるケースとして，設計の追加・変更が頻繁に行われ，報酬額や履行期が問題となるケースや，現実の設計が建築基準法令などに違反しているケースがあげられます.

設計業務としてどの範囲まで業務を行ってくれるのかを明確にし，後から設計の追加・変更を依頼する場合に，どのような費用が発生するのかについて確認するとともに，設計が各種法令に違反していないことについては念を押して確認するようにしましょう.

Q8 建築や内装などの工事を依頼する契約を結ぶ場合はどのようなことに気を付けるべきか？

　医療機関の建築や内装の工事を依頼するにあたって，どのようなことに気を付ければよいでしょうか．業者の選定のポイントや契約内容でチェックすべき事項などがあれば教えてください．

A 施工業者の医療機関の建築経験の有無，不具合が見つかった場合の補修工事に関する契約内容，追加変更工事が生じた場合の費用負担などに注意しましょう．

弁護士　　医療機関の建築・内装工事は，一般的な建築物と異なる特別な配慮を要するものです．欠陥のある建築物とならないよう施工業者の医療機関の建築経験の有無については確認すべきです．また，建築中に追加変更工事の必要が生じた場合の費用負担の問題や，完成後の建物に不具合が見つかった場合の補修工事に関する契約内容は必ず確認するようにしましょう．

解　説

施工業者の決定にあたって注意すべき点

a 医療機関の建築について経験があるか

　医療機関の建築・内装工事は，一般的な建築物と異なる特別な配慮を要するため，確認しておきましょう．

b 経営基盤が安定しているか

　建築途中や建築後に施工業者が倒産することで不利益をこうむらないようにするため，確認しておきましょう．

c 適切な工事現場監督がいるか

設計と施工が同じ会社の場合，現場監督が設計監理者の上司であることもあり得ます．この場合，設計監理者が，工事に問題があっても指摘できないということも起こり得ますので，現場監督と設計監理者との間にこのような関係がないかも確認すべきです．

場合によっては，設計者でも施工者でもない建築士に検査を依頼することも検討しましょう．

契約内容の確認

a 建築中に追加変更工事の必要が生じた場合，契約でどのように定めているかを確認する

どこまでが本工事に含まれ，どこからが追加工事に当たるのかが問題となる場合があります．

トラブルを避けるためにも，着手しようとしている工事が，もともとの工事代金に含まれる「本工事」なのか，追加の費用を要する「追加工事」なのかについて，施工業者との間で事前によく話し合い，追加工事の見積もりをもらい，追加工事に含まれる工事の範囲や費用を書面で明確化してから，工事に着手してもらうようにしましょう．

b 完成後の建物に不具合が見つかった場合の補修工事に関する契約内容を必ず確認する

契約で定めた内容どおりに工事が行われず，建築された建物や内装に欠陥がある場合，法律上，この欠陥の修補を求めることができます（民法559条，562条1項）．

もっとも，法律上は，欠陥があることを知ったときから1年以内に通知しなければ修補を求めることはできません（民法637条1項）．

そこで，建物の完成後に不具合が生じた場合の補修工事などのアフターサービスについて，どのような契約内容となっているか事前に確認するようにしましょう．

工事中における現場確認の重要性

内装工事が開始される前に，受付や間仕切り壁・ドアの位置などを現地で確認しましょう．

建物を借りて開業する場合，設計図面における建物の寸法と実際の建物の寸法が

ずれている場合もあります．このような場合には，大幅な調整が必要となる場合も
ありますので，内装工事の着手前に，設計図面どおりに工事を始めて問題がないか
を確認するようにしましょう．

書面化の重要性

　後々紛争が生じ，裁判になった場合，契約書などの書面が証拠として重要な意味
を持ちます．

　上述の追加工事に関する部分でも触れましたが，工事を進めていく中で，後々も
める可能性があることについて話し合いがなされたり，何らかの取り決めがなされ
た場合には，必ず，書面化しておくようにしましょう．

　建築や内装の工事をして建築した家屋などは，固定資産税などの対象
となります．
　納税義務者：毎年1月1日（賦課期日）現在の土地家屋または償却資
産の所有者
　税率：1.4/100

　医療法人化する場合に，内外装にかかった費用を法人に引き継ぐ場合
には，内外装で支払った領収書が必要となりますので，それらの保管に
は十分にご注意ください（Q51参照）．

2 運 営

▶ 広 告

広告を出す場合はどのようなことに気を付けるべきか?

　開業にあたり，広告を出して当医院のことを広く知ってもらおうと考えています．医療広告には規制が多いと聞いたことがありますが，広告の内容を自由に決めてはいけないのでしょうか．

医療に関する広告については，医療法や医療広告ガイドラインなどに詳細な規制が定められています．

　医療に関する広告については，医療法や医療広告ガイドラインなどに詳細な規制が定められていますので，これらに沿った内容の広告にする必要があります．事前によく確認しておくようにしましょう．

解 説

広告規制の概要

　医療に関する広告については，医療法や医療広告ガイドライン[1]による詳細な規制が定められています．その理由としては，不当な広告により受け手側が誘引されて不適当なサービスを受けた場合の被害がほかの分野に比べて著しいこと，医療がきわめて専門性の高いサービスであり広告の受け手は実際のサービスの質について事前に判断することが非常に困難であることを踏まえて，患者の利用者保護の観点から規制が設けられたものです．

広告規制の対象となる広告とは

　医療法上の規制対象となる広告は，以下の1.，2. をいずれも満たすものとされています．

1. 患者の受診などを誘引する意図があること（誘引性）
2. 医業を提供する者の氏名・医療機関の名称が特定可能であること（特定性）

　また，外形的には，1.，2. に該当しないように思える表現であったとしても，実質的に1.，2. をいずれも満たす場合には，広告規制の対象となります．例えば，「これは広告ではありません」などの表示がされていたとしても，それが広告規制の対象となることを回避しようとしているような場合には，広告の内容から見て実質的に1.，2. のいずれも満たす可能性があり，広告規制の対象となります．

広告規制の具体的内容

　医療法により，以下の広告は禁止されています．

ａ 広告が可能とされていない事項の広告

　医療法では，広告できる事項が具体的に定められており，以下の事項を除いては，広告が禁じられているので注意が必要です（医療法6条の5第3項）．

1. 医師または歯科医師である旨
2. 診療科名
3. 病院の名称，電話番号，所在場所，管理者の氏名
4. 診療日，診療時間，予約による診療の実施の有無
5. 保険医療機関などの指定を受けた病院である旨
6. 地域医療連携推進法人の参加病院である旨
7. 入院設備の有無，病床の種別ごとの数，医師・歯科医師・薬剤師・看護師その他の従業者の数など
8. 医療従事者の氏名・年齢・性別・役職・略歴など
9. 患者・その家族からの医療に関する相談に応ずるための措置，医療の安全を確保するための措置，個人情報の適正な取り扱いを確保するための措置その他の病院の管理または運営に関する事項
10. 紹介をすることができるほかの病院その他の保健医療サービス・福祉サービスを提供する者の名称，これらの者との連携に関する事項
11. 診療録などの医療に関する情報の提供に関する事項　　　　　等

　さらに，上記のうち，2. 診療科名については，広告可能な範囲が法令（医療法施

表 1-8　用いられることが通常考えられる診療科名

医　科			歯　科
内科	外科	泌尿器科	歯科
呼吸器内科	呼吸器外科	産婦人科	小児歯科
循環器内科	心臓血管外科	産科	矯正歯科
消化器内科	心臓外科	婦人科	歯科口腔外科
心臓内科	消化器外科	眼科	
血液内科	乳腺外科	耳鼻いんこう科	
気道食道内科	小児外科	リハビリテーション科	
胃腸内科	気管食道外科	放射線科	
腫瘍内科	肛門外科	放射線診断科	
糖尿病内科	整形外科	放射線治療科	
代謝内科	脳神経外科	病理診断科	
内分泌内科	形成外科	臨床検査科	
脂質代謝内科	美容外科	救急科	
腎臓内科	腫瘍外科	児童精神科	
神経内科	移植外科	老年精神科	
心療内科	頭頸部外科	小児眼科	
感染症内科	胸部外科	小児耳鼻いんこう科	
漢方内科	腹部外科	小児皮膚科	
老年内科	肝臓外科	気管食道・耳鼻いんこう科	
女性内科	膵臓外科		
新生児内科	胆のう外科	腫瘍放射線科	
性感染症内科	食道外科	男性泌尿器科	
内視鏡内科	胃腸外科	神経泌尿器科	
人工透析内科	大腸外科	小児泌尿器科	
疼痛緩和内科	内視鏡外科	小児科（新生児）	
ペインクリニック内科	ペインクリニック外科	泌尿器科（不妊治療）	
アレルギー疾患内科	外科（内視鏡）	泌尿器科（人工透析）	
内科（ペインクリニック）	外科（がん）	産婦人科（生殖医療）	
	精神科	美容皮膚科	
内科（循環器）	アレルギー科	など	
内科（薬物療法）	リウマチ科		
内科（感染症）	小児科		
内科（骨髄移植）	皮膚科		

〔厚生労働省：医業若しくは歯科医業又は病院若しくは診療所に関する広告等に関する指針〔医療広告ガイドライン〕，〔平成 30 年 5 月 8 日医政発 0508 第 1 号〕より抜粋〕

行令 3 条の 2）・医療広告ガイドラインによって具体的に決められています．診療科名として，用いられることが通常考えられるものは表 1-8 のとおりとされていますので参考にしてください．

b▶ 内容が虚偽にわたる広告（虚偽広告）（医療法 6 条の 5 第 1 項）

　例えば，「絶対安全な手術です」という表現を用いた場合，絶対安全な手術は医学

上あり得ませんので，虚偽広告とされます．

c ほかの病院または診療所と比較して優良である旨の広告（比較優良広告）（医療法6条の5第2項1号）

例えば，「No.1」などの最上級の表現は，仮に客観的な事実であったとしても，優秀性について著しく誤認を与えることから禁止されます．

d 誇大な広告（誇大広告）（医療法6条の5第2項2号）

例えば，「○○手術は効果が高く，お勧めです」という表現を用いた場合には，科学的な根拠が乏しい情報であるにもかかわらず特定の手術の有効性を強調することにより，特定の手術の実施へ誘導するものと認められれば，誇大広告とされます．

e 患者などの主観に基づく，治療などの内容または効果に関する体験談（医療法6条の5第2項4号，同法施行規則1条の9第1号）

患者の体験談については，個々の患者の状態などによりその感想は異なるものであり，誤認を与えるおそれが類型的に高いことから認められません．

f 治療などの内容または効果について，患者などを誤認させるおそれがある治療などの前または後の写真など（医療法6条の5第2項4号，同法施行規則1条の9第2号）

いわゆるビフォーアフター写真などについては，個々の患者の状態などにより治療の結果は異なるものであることから，誤認を与えるおそれがある写真などについては，医療に関する広告としては認められません．なお，術前後の写真に通常必要とされる治療内容，費用，主なリスク，副作用などについて詳細な説明が付されているときには，医療に関する広告として認められることとされています．

g 公序良俗に反する内容の広告（医療法6条の5第2項3号）

例えば，わいせつな映像や差別を助長する表現を用いた広告は認められません．

h その他

医療広告ガイドラインについては，具体的なQ＆A[2]も公表されていますので，医療に関する広告の内容を検討する際には，参考にするとよいでしょう．

医療に関する広告は，医療法のみならず，医薬品医療機器等法や景品表示法などの規制対象にもなり得ますので注意が必要です．

広告規制に違反した場合の罰則

　医療機関が広告規制に違反していると認められる場合には，行政機関は，当該医療機関に対して広告の中止や内容の是正を命じることができます（医療法6条の8第2項）．医療機関がこの命令に従わない場合には，6ヵ月以下の懲役または30万円以下の罰金に処せられます（医療法87条3号）．なお，広告の内容が虚偽である場合（上記の虚偽広告に当たる場合）には，中止・是正命令を経ずに，直ちに同様の罰則が適用され得ることになります（医療法87条1号）．

参考文献
1) 厚生労働省：医業若しくは歯科医業又は病院若しくは診療所に関する広告等に関する指針（医療広告ガイドライン）等について（平成30年5月8日医政発0508第1号・別紙3）
2) 厚生労働省：「医業若しくは歯科医業又は病院若しくは診療所に関する広告等に関する指針（医療広告ガイドライン）に関するQ＆Aについて」の改訂について（平成30年10月24日付厚生労働省医政局総務課事務連絡）

▶ 医療機器・備品の購入

10 医療機器・備品を購入する場合やリースをする場合はどのようなことに気を付けるべきか?

　医療機器・備品を導入するには，多額の資金が必要となり，どのように導入すればよいのか悩んでいます．リースというのも多く聞きますが，自分で購入するのとリースとでは何が違うのでしょうか．

医療機器・備品を導入する方法としては，融資，割賦，リースが考えられますので，それぞれのメリット・デメリットを踏まえて検討しましょう.

　医療機器・備品を導入する方法としては，1．金融機関から融資を受けて購入する方法，2．割賦により購入する方法，3．リースによる方法，のいずれかが考えられます．それぞれに，メリット・デメリットがありますので，これらを比較検討して導入を考える必要があります．また，医療機器については，保守管理の重要性が高く，メーカーに保守管理を依頼することが一般的です．

解　説

導入方法の選択

　医療機器・備品を導入する場合の方法としては，1．金融機関から融資を受けて購入する方法（以下，融資購入），2．割賦により購入する方法（以下，割賦購入），3．リースによる方法（以下，リース），のいずれかが考えられます．医療機器は特に高額となりますので，これらのうちどの方法が最も適しているか検討が必要となります．

3 種類の方法の特徴

上記3種類の方法のうち，融資購入と割賦購入については，いずれも所有権を取得することになりますが，リースについては，法的には賃貸借契約の一種として扱われることが多く，所有権を取得しない形式であるのが一般的です．この点がそれぞれの方法の大きな違いとなります．より具体的には，以下の特徴があげられます．

a 事務負担

融資購入と割賦購入では，医療機器・備品の所有者となりますので，医療機器などの管理，減価償却の計算，固定資産税の申告・納付，保険の付保や保険料の納付，売却・処分などの事務処理が不可欠となります．

これに対し，リースの場合では，このような事務処理が必要となることはなく，リース料のみを支払えばよいことが一般的であり，事務処理上の負担が大きく軽減されます．

b コスト負担

リースの場合では，以上のような事務負担が大きく軽減される半面，リース料には，金利，固定資産税，保険料，手数料が含まれた金額として設定されていますので，割高となります．

融資購入と割賦購入では，以上のような事務負担がある一方で，リース料と比較した場合には，コストが割安となることが一般的です．

c 陳腐化への対策

融資購入と割賦購入では，技術の進歩が著しい医療機器・備品については，法定耐用年数（税法で定められている耐用年数）を経過しないうちに，寿命を迎えてしまうこともあり得ます．このような場合には，法定耐用年数よりも前に処分をする必要が出てきてしまい，処分した年度にまとまった損失を計上しなければならなくなります．

これに対し，リースの場合では，リース期間を医療機器・備品の実際の寿命に合った法定耐用年数よりも短い期間に設定することもできますので，寿命を迎えた医療機器・備品を持ち続けなければならなくなるリスクを軽減することができます．もっとも，リース期間を短い期間に設定すれば，それだけ1回のリース料は割高となりますので，継続的に負担することが可能なリース料であるか検討の必要があります．

融資購入では，金融機関からの融資枠を使用することになりますので，融資枠を圧迫することは避けられません．将来，ほかの理由で融資を受ける必要が生じた場合にはデメリットとなります．

これに対し，割賦購入とリースでは，リース会社などから融資を受けたことと同様であり，金融機関からの融資枠に影響はありませんので，将来に金融機関から融資を受ける必要が生じたときのために備えておくことができます．

3 種類の方法の比較

以上を整理すると**表 1-9** のとおりとなります．

表 1-9　融資購入・割賦購入・リースの比較

	融資購入	割賦購入	リース
保有関係	所有	所有	賃貸借
事務負担	大	大	小
コスト負担	小	小	大
陳腐化への対策	無	無	有
融資枠への影響	有	無	無

医療機器導入の際の注意点

医療機器を導入する際には，医療法上の医療機器安全管理義務（Q11 参照）を果たす必要があるなど，医療機器の保守管理について検討することが不可欠です．これをすべて医療機関側で行うことは現実的ではありませんので，メーカーに保守管理を依頼することが一般的です．

メーカーに保守管理を依頼する場合でも，その内容としては，例えば，1. 消耗品の交換まで含むもの，2. 消耗品の交換は医療機関側の負担とし定期点検のみを内容とするもの，3. メーカー系列のリース会社を利用することを条件としてリース契約の保守管理まで含めるもの，など複数あります．どのような保守管理の内容であるか必ず確認をして，費用面も含めて検討することが重要です．

医療機器・備品を購入する場合とリースの場合で経理処理による違いがありますので，ここでは簡便的に両者の相違を記載します．

①購入する場合

　原則的には，固定資産として計上し，減価償却費として，経費計上していく形になります．取得する医療機器や備品によって，耐用年数も異なりますし，取得時期や償却方法の選定によって，償却方法（定率法・定額法など）も異なってきます．

　消費税などについては，購入時に仕入税額控除として，納付すべき消費税等から控除されます．

②リースする場合

　リースの場合は，主に契約内容によって，以下の3つに区分され，その区分に応じて，処理方法が異なります．

●所有権移転ファイナンス・リース取引：上記①と同様の売買処理
●所有権移転外ファイナンス・リース取引：売買処理または賃貸借処理*
●オペレーティング・リース取引：賃貸借処理

　賃貸借処理とは，リース料を支払ったときに，支払った分を経費計上する方法です．

　賃貸借処理の消費税などの取り扱いについては，支払ったときに支払った分の消費税などを仕入税額控除として，納付すべき消費税などから控除されます．

---

*　中小企業に該当する場合には，所有権移転外ファイナンス・リース取引について，賃貸借処理が可能となります．

Q 11　医療機器を導入する際には，医療機器の管理上，どのようなことに気を付けるべきか？

　医療機関を運営する上で，医療機器の導入が不可欠ですが，医療機器の取り扱いにはどのような制約があるでしょうか．医療機器を導入する上での留意点や準備しておくべきことは，具体的にどのようなことになるでしょうか.

A　医療法上の安全管理に関する義務が医療機関の管理者に課されています.

弁護士　医療機器については，医療法上，安全管理に関する義務が医療機関の管理者に課されていますので，医療法上の義務を果たせるような体制づくりを考えておく必要があります.

解　説

医療機器に関する安全管理義務

　医療法上，医療機関の管理者には，医療の安全に関するさまざまな義務が課されていますが，その一環として，医療機器の安全管理について，以下 a〜d にあげる 4 つの義務（医療法 6 条の 12，法施行規則 1 条の 11 第 2 項 3 号）が課されています[1].

ⓐ 医療機器の安全使用のための責任者（医療機器安全管理責任者）の配置

①資　格

　配置することが義務付けられる医療機器安全管理責任者は，医師，歯科医師，薬剤師，助産師，看護師，歯科衛生士，診療放射線技師，臨床検査技師，臨床工学技士のいずれかの資格を有していることが必要とされます.

②ほかの役職との兼務

　病院における医療機器安全管理責任者は，管理者との兼務は不可とされていますが，それ以外の役職との兼務は可とされています.

b 従業者に対する医療機器の安全使用のための研修の実施

①研修の実施

過去に使用した実績のない新しい医療機器を導入する際には，当該医療機器を使用する予定の従業者に対して研修を行い，その実施内容を記録することとされています．これに加え，特定機能病院では，特に安全使用に際して技術の習熟が必要と考えられる医療機器（人工呼吸器など）について，研修を年2回程度定期的に行い，その実施内容について記録することとされています．

②研修の実施形態

研修の実施形態については，特別な決まりはありません．医療機関内の有識者が主催する形態のみでなく，外部講師が行う形態や製造販売業者による取扱説明なども研修として取り扱うことができます．

また，他の医療安全に係る研修と併せて実施しても差し支えないものとされています．

③研修内容

以下に掲げる内容とすることが求められています．

1. 医療機器の有効性・安全性に関する事項
2. 医療機器の使用方法に関する事項
3. 医療機器の保守点検に関する事項
4. 医療機器の不具合などが発生した場合の対応に関する事項
5. 医療機器の使用に関して特に法令上遵守すべき事項

④研修の記録

研修を実施した際には，開催・受講日時，出席者，研修項目，対象とした医療機器の名称，実施場所などを記録することとされています．

c 医療機器の保守点検に関する計画の策定および保守点検の適切な実施

①保守点検計画の策定

医療機器の保守点検に関する計画の策定にあたっては，医薬品医療機器等法の規定に基づき，添付文書に記載されている保守点検に関する事項を参照することとされています．

保守点検計画を策定すべきとされている医療機器，保守点検計画に記載することが求められる事項は表1-10のとおりです．

表 1-10 保守点検計画の策定と記載事項

保守点検計画を策定すべき医療機器	1. 人工心肺装置および補助循環装置 2. 人工呼吸器 3. 血液浄化装置 4. 除細動装置（自動体外式除細動器（AED）を除く） 5. 閉鎖式保育器 6. CTエツクス線装置（医用X線CT装置） 7. 診療用高エネルギー放射線発生装置（直線加速器など） 8. 診療用粒子線照射装置 9. 診療用放射線照射装置（ガンマナイフなど） 10. 磁気共鳴画像診断装置（MRI装置）
保守点検計画の記載事項	1. 医療機器名 2. 製造販売業者名 3. 型式 4. 保守点検をする予定の時期，間隔，条件など

②保守点検の適切な実施

● 保守点検の記録

保守点検が必要と考えられる医療機器については，個々の医療機器ごとに，以下の事項が把握できるよう保守点検の状況を記録しておく必要があります.

1. 医療機器名

2. 製造販売業者名

3. 型式，型番，購入年

4. 保守点検の記録（年月日，保守点検の概要および保守点検者名）

5. 修理の記録（年月日，修理の概要および修理者名）

なお，CT・MRI装置については，厚生労働行政推進調査による指針[2] がとりまとめられていますので，当該指針も踏まえることに留意が必要です.

● 保守点検の実施状況などの評価

医療機器の特性を踏まえつつ，保守点検の実施状況，使用状況，修理状況などを評価し，保守点検計画の見直しなどを行う必要があります.

● 保守点検の外部委託

医療機関内ですべての医療機器の保守点検を行うことは現実的ではないため，医療機器の保守点検を外部委託することが認められていますが，その場合でも，医療法15条の3の基準を遵守することが求められています（表 1-11）.

表 1-11　医療法第 15 条の 3 （参考）

> 1　病院，診療所又は助産所の管理者は，検体検査の業務を委託しようとするときは，次に掲げる者に委託しなければならない．
> 　一　臨床検査技師等に関する法律第二十条の三第一項の登録を受けた衛生検査所の開設者
> 　二　病院又は診療所その他厚生労働省令で定める場所において検体検査の業務を行う者であつて，その者が検体検査の業務を行う施設の構造設備，管理組織，検体検査の精度の確保の方法その他の事項が検体検査の業務の適正な実施に必要なものとして厚生労働省令で定める基準に適合するもの
> 2　病院，診療所又は助産所の管理者は，前項に定めるもののほか，病院，診療所又は助産所の業務のうち，医師若しくは歯科医師の診療若しくは助産師の業務又は患者，妊婦，産婦若しくはじよく婦の入院若しくは入所に著しい影響を与えるものとして政令で定めるものを委託しようとするときは，当該病院，診療所又は助産所の業務の種類に応じ，当該業務を適正に行う能力のある者として厚生労働省令で定める基準に適合するものに委託しなければならない．

d　医療機器の安全使用のために必要となる情報の収集その他の医療機器の安全使用を目的とした改善のための方策の実施

　医療機器安全管理責任者は，以下の事項について対応することが求められます．

①添付文書などの管理

　医療機器の添付文書，取扱説明書などの医療機器の安全使用・保守点検などに関する情報を整理し，管理する必要があります．

②医療機器に係る安全性情報などの収集

　医療機器の不具合情報などについて，製造販売業者から一元的に収集し，当該医療機器に携わる従業者に対して提供することが求められます．

③医療機関の管理者への報告

　医療機器安全管理責任者自らが管理している医療機器の不具合や健康被害などに関する内外の情報収集に努め，医療機関の管理者への報告などを行うことが求められます．

税理士アドバイス　医療機器などは，固定資産税の対象となる償却資産に該当するため，毎年 1 月 1 日現在所有している償却資産の内容について，1 月 31 日までにその償却資産が所在する市区町村に申告する必要があります．

参考文献
1)　厚生労働省：医療機器に係る安全管理のための体制確保に係る運用上の留意点について（平成 30 年 6 月 12 日医政地発 0612 第 1 号・医政経発 0612 第 1 号）
2)　厚生労働省：医療機関における放射線関連機器等の保守点検指針（平成 29 年度厚生労働行政推進調査「中小医療機関向け医療機器保守点検のあり方に関する研究」）

▶ 労　務

Q 12 人材募集，採用の際に気を付けるべきことは?

1　従業員の募集の際，何に注意し，どのような事項を記載する必要がありますか.

2　募集時と採用時に条件の変更がない場合でも，採用時に改めて労働条件を確認することが必要でしょうか. 条件の変更があった場合はどのようにしたらよいでしょうか.

3　障害者を雇用する義務があると聞きましたが，どのような内容でしょうか.

A 書面を交付して労働条件を確認しましょう.

弁護士

1　一定の場合を除き，性別，年齢，障害の有無で募集する人材を差別することは認められません. また，募集の際に，労働条件を明示する必要があります.

2　募集時のほか，採用時にも労働条件を明示する必要があります. 募集時と業務内容など条件が変更になった場合は速やかに通知する配慮が求められます.

3　従業員が45.5人以上の場合，法令によって一定割合以上の障害者の雇用が求められることがあります.

解　説

人材募集の際に示すべき事項

　医療機関は医師，看護師など医療関係従事者だけでなく，一般民間企業と同様に事務作業などを業務内容とする従業員の人材募集を行い，採用を行うことが考えられます.

採用の前提として，医療機関などの雇用主（以下，法令上，使用者，事業主と記載のある部分も含め，単に「雇用主」という）が人材の募集を行う際，以下の点に気を付ける必要があります．

a 性別を理由とする差別の禁止

雇用主は，従業員の募集および採用について，その性別に関わりなく均等な機会を与えなければならず，性別を理由とする差別は禁止されます（男女雇用機会均等法5条）．

b 年齢制限

正社員，パート，アルバイト，派遣など雇用の形態を問わず，人材募集の際には，原則として年齢を不問としなければなりません（雇用対策法9条．なお，年齢制限が認められる場合として同法施行規則1条の3）．やむを得ない理由により，一定の年齢（65歳以下のものに限る）を下回ることを条件とするときには，その理由を書面などで提示する必要があります（高齢者雇用安定法20条1項，同法施行規則6条の5）．

c 労働条件の明示

①明示すべき労働条件の内容など

募集する人材の労働条件について，以下の内容に関する事項（職業安定法5条の3第1項，同法施行規則4条の2第3項）を，書面を交付することで，明示しなければなりません．ただし，求職者が希望する場合はファクシミリや電子メールによる送信によって明示することもできます（職業安定法施行規則4条の2第4項）．

- 業務内容
- 労働契約の期間
- 試用期間
- 就業場所
- 始業・終業時間，休憩時間，休日，時間外労働の有無
- 賃金の額
- 健康保険，厚生年金，雇用保険などの適用に関する事項
- 雇用者の氏名
- 派遣従業員として雇用する場合はその旨

②募集人材に対する配慮

労働条件について虚偽または誇大な内容としてはならないことは当然ですが，上

記の労働条件以外の内容についても，業務内容の水準や範囲を可能な限り限定すること，職場環境を含め可能な限り詳細に明示すること，明示する労働条件が変更される可能性がある場合にはその旨も併せて明示することなどの配慮をすることが求められます．

また，条件が変更され労働契約締結時までに労働条件や内容が異なることとなった場合には，速やかに求職者に知らせるよう配慮することも求められます[1]．

募集時の労働条件が変更となった場合

当初明示した労働条件について変更をする場合には，求職者が変更内容などを十分に理解することができるよう，書面で変更内容を明示するなど適切な方法により変更内容を明示しなければなりません（職業安定法5条の3第3項，4項，同法施行規則4条の2）．

採用の際に注意すべき事項

求職者側からの応募に応じて面接や試験を行い，従業員として採用する場合，雇用主は以下の点に注意する必要があります．

a ▶ 労働条件の明示

雇用主は，従業員と労働契約を締結する際にも，従業員に対し，労働条件を書面で交付することによって明示しなければなりません．具体的に明示することが求められる事項は表1-12のとおり（労働基準法15条1項，同法施行規則5条1項）です．なお，以下の書面による明示事項について，従業員が希望する場合はファクシミリや電子メールによる送信によって明示することもできます（労働基準法施行規則5条4項）．

b ▶ 労働契約に際し，禁止される事項

労働契約の締結にあたり，以下の事項は禁止されています（労働基準法16条～18条）．

- 「入社3ヵ月以内で退職したらペナルティとしていくら」，「職務上のミスをしたら1回につきいくら」，「備品を壊したら全額弁償」など，労働契約に違反した場合に違約金を支払わせたり，その額をあらかじめ定めること
- 労働を条件に金銭を前貸しし，給料から相殺，天引きすること
- 従業員の意思や委託に基づくことなく，貯蓄や積み立ての契約をさせること

表 1-12　具体的な明示事項

【書面の交付による明示事項】	【口頭の明示でもよい事項】
①労働契約の期間 ②期間の定めのある労働契約を更新する場合の基準に関する事項 ③就業の場所・従事する業務の内容 ④始業・終業時刻，所定労働時間を超える労働の有無，休憩時間，休日，休暇，交代制勤務をさせる場合は就業時転換に関する事項 ⑤賃金の決定・計算・支払いの方法，賃金の締め切り・支払いの時期に関する事項 ⑥退職に関する事項（解雇の事由を含む）	①昇給に関する事項 ②退職手当の定めが適用される労働者の範囲，退職手当の決定，計算・支払いの方法，支払いの時期に関する事項 ③臨時に支払われる賃金・賞与などに関する事項 ④労働者に負担させる食費・作業用品その他に関する事項 ⑤安全衛生に関する事項 ⑥職業訓練に関する事項 ⑦災害補償，業務外の傷病扶助に関する事項 ⑧表彰，制裁に関する事項 ⑨休職に関する事項

（全国老人保健施設協会：キャリアアップシステム導入のための雇用管理改善推進マニュアル・介護従事者のキャリアアップシステム導入・活用推進のための事業，2010.）

c ▶ 障害者の雇用義務など

　従業員が 45.5 人以上の雇用主は，障害者の職業の安定のため，従業員の法定雇用率以上の障害者の雇用が求められていることから確認が必要です（障害者雇用促進法 43 条 1 項）．障害者の活躍の場を検討する必要があります．

d ▶ その他

　雇用主として，雇用保険，労災保険および社会保険などへの加入のほか（Q4，Q15 参照），就業規則の作成，周知（Q17 参照）が必要とされることがあり，また，一定の規模の医療機関については障害者の雇用義務が生じることもありますので，従業員を雇う準備，手続きが履践されているか，専門の弁護士，社会保険労務士に相談することが望ましいです．

参考文献
1)　厚生労働省：職業紹介事業者，求人者，労働者の募集を行う者，募集受託者，募集情報等提供事業を行う者，労働者供給事業者，労働者供給を受けようとする者等が均等待遇，労働条件等の明示，求職者等の個人情報の取扱い，職業紹介事業者の責務，募集内容の的確な表示，労働者の募集を行う者等の責務，労働者供給事業者の責務等に関して適切に対処するための指針（平成 31 年厚生労働省告示第 122 号）

Q13 正社員，契約社員，派遣社員，アルバイト（パート）の違いは？

医療機関を開業するにあたって，従業員を募集しようと考えています．雇用形態には正社員，契約社員，派遣社員，アルバイト（パート）があるようですが，それぞれの違いを教えてください．

A 以下のような雇用形態ごとの違いを理解し，業務内容に合った雇用形態で募集しましょう.

雇用形態ごとに法律が定める各種規制内容も異なります．

開業にあたっては，これらの雇用形態ごとの特徴と法律が定める規制内容について正しく理解し，業務内容に合った雇用形態で従業員を募集するようにしましょう．

解　説

- -

雇用形態

「正社員」，「契約社員」，「アルバイト」といった日常的によく使われる用語は実は法律用語ではなく，これらの用語が法律に明確に定義されているわけではありません．もっとも，一般的には，雇用形態ごとに表1-13のような特徴があります．

表 1-13　雇用形態の特徴

雇用形態の種類	特　徴
正社員	直接雇用で，フルタイムで勤務し，契約期間の定めがない雇用形態
契約社員	直接雇用で，フルタイムで勤務するが，契約期間に定めがある雇用形態
派遣社員	労働者が派遣会社との間で労働契約を結んだ上で，派遣元から派遣先に労働者を派遣する雇用形態
アルバイト（パート）	1週間の労働時間が，正社員に比べて短い雇用形態

正社員

　一般的には，契約期間の定めがなく，労働契約および就業規則に明記された所定労働時間をフルタイムで勤務する直接雇用の社員のことをいいます．

　フルタイム勤務で契約期間の定めがないことから，安定した雇用を確保することができます．そのため，医療機関の運営上欠かせない職種については，正社員として雇用するのがよいでしょう．

　一方，契約期間の定めがないことから，医療機関側からの解雇は法律で厳しく制限（労働契約法16条）されており（Q25参照），臨時的な業務や業務量の変動が大きい職種には，正社員以外の雇用形態も検討しましょう．

契約社員（有期雇用労働者）

　法律上は，「有期雇用労働者」（パートタイム・有期雇用労働法2条2項）といい，雇用主と期間の定めのある労働契約を締結している労働者のことをいいます．

　契約期間を定めることで，臨時的な業務のために一定期間のみ人材を確保したい場合や正社員を雇用するまでの期間のみ人材を確保したい場合などに活用することができます．

　もっとも，契約社員についても一定の規制があります（Q14参照）．

派遣社員

　労働者が派遣会社と労働契約を結び，派遣会社から派遣先に派遣されて，派遣先の指示に従って働く社員のことをいいます（労働者派遣法2条1号，2号）．

　派遣社員の場合，人材の募集，採用，労働契約の締結，雇用保険等の対応はすべて派遣会社が行ってくれることになりますので，医療機関側で採用時や採用後の負担を軽減できるという点がメリットとしてあげられます．

　ただし，間に派遣会社が入ることで，派遣会社が得る利益の分，医療機関が支払わなければならない人件費の負担は増えることになるというデメリットもあります．

　また，派遣先となる医療機関に対する一定の規制があります（Q14参照）．

アルバイト（パート）

　法律上は「短時間労働者」（パートタイム・有期雇用労働法2条1項）といい，1週間の所定労働時間が，同じ職場で雇用されている正社員と比べて短い労働者のことをいいます．一般的には，正社員のみでは足りない時間帯や業務を補うために雇用す

ることが多いです.

　例えば, 忙しい時間帯のみシフトに入る従業員を多めにしたり, 繁忙期だけ人員を増やすなど, 必要な時期に, 必要な時間だけ働いてもらうといった柔軟な対応が可能です.

　一方, アルバイトやパートとして働く人の多くは, 長期間働き続けることを前提としていない場合が多いため, 短期間で辞められてしまうことも想定されます. また, アルバイトやパートよりも優先する本業が存在する場合も多く, 休みの希望を調整したり, 急な欠勤に対応する必要が生じる場合もあります.

　雇用形態に関わらず, 雇用される人の勤務時間, 勤務日数などの勤務形態に応じて社会保険の加入義務が発生します (Q4 参照).

Q 14 契約社員や派遣労働者を受け入れる場合の注意点は?

契約期間を定めた従業員を雇う場合に,契約締結時や契約終了時に,注意すべき点はありますか.

また,派遣会社から労働者の派遣を受ける場合に注意すべき点を教えてください.

A 有期労働契約を締結する場合や派遣労働者を受け入れる場合には法律上さまざまな規制があります.

弁護士 有期労働契約を締結する場合には,契約締結時,雇止め時,契約更新時にさまざまな法的規制があります.また,派遣労働者については,従事させてはいけない医療関連業務が定められていたり,派遣を受け入れることができる期間についても規制されています.

解　説

契約社員(有期雇用労働者)

a 労働契約締結時

①明示すべき事項について

期間の定めがあり,期間満了後に契約を更新する場合がある労働契約を締結する場合,更新する場合の基準に関する事項を書面などによって明示しなければなりません(労働基準法 15 条 1 項,同法施行規則 5 条 1 項 1 号の 2,同条 4 項).

「更新する場合の基準に関する事項」の内容について,具体的には,更新の有無について,以下のような内容を明示する必要があります[1].

● 自動的に更新する

● 更新する場合があり得る

● 契約の更新はしない　など

ほかにも，契約を更新する否かの判断基準について，以下のような内容を明示する必要があります[2]．

● 契約期間満了時の業務量により判断する
● 労働者の勤務成績，態度，能力により判断する
● 医療機関の経営状況により判断する　など

また，昇給の有無，退職手当の有無，賞与の有無，雇用管理の改善等に関する事項についての相談窓口を文書の交付等の方法により明示しなければなりません（パートタイム・有期雇用労働法6条1項，同法施行規則2条1項）．

②賃金の定めについて

正社員と契約社員との間で，①不合理な待遇の相違（パートタイム・有期雇用労働法8条），②差別的取り扱い（パートタイム・有期雇用労働法9条）が禁止されており，同一労働同一賃金が求められています（Q21参照）．

b▶ 雇止め時

有期労働契約が3回以上更新されている場合，または雇入れの日から1年を超えて継続勤務している労働者を雇止めする場合には，30日以上前にその旨を予告する必要があります[2]．

また，労働者が，雇止めの理由を記載した証明書を請求した場合には，遅滞なくこれを交付しなければなりません[2]．

c▶ 契約更新時

労働契約を更新するにあたり，労働者が希望する場合には，契約期間をできる限り長くするよう努めなければなりません[2]．ただし，契約期間は原則として3年を超えることはできません（労働基準法14条1項）．

d▶ 有期労働契約の無期転換

1. 同一の雇用主との間で締結されている，2. 2つ以上の有期労働契約の，3. 契約期間を通算した期間が5年を超える場合，労働者は，無期労働契約への転換を申し込むことができ，この申し込みが行われると，雇用主はこの申し込みを承諾したものとみなされ，この時点で，無期労働契約が成立します（労働契約法18条1項）．

派遣社員

a 医療関連業務に従事させることについての制限

　原則として，派遣社員を医療関連業務に従事させることはできません．ただし，下記1.～3. のいずれかに該当する場合は，医療関連業務について派遣社員を従事させることが認められています（労働者派遣法4条1項3号，同法施行令2条1項）.

1. 紹介予定派遣（＝派遣期間終了後に派遣先の企業と直接雇用を結ぶことを前提とした派遣のこと）をする場合
2. 当該業務が産前産後休業，育児休業，介護休業を取得した労働者の業務である場合
3. 医師の業務であって，当該業務に従事する派遣労働者の就業の場所が，僻地などに該当する場合

　また，派遣社員を医療事務に従事させることは可能です．詳細は，**表 1-14** を参照してください.

表 1-14　労働者派遣事業が禁止されている医療関係業務

労働者	業務内容	業務が行われる場所				
		病院・診療所（※1）	助産所	介護医療院	介護老人保健施設	医療を受ける者の居宅
医師	医業	禁止	禁止	禁止	禁止	禁止
歯科医師	歯科医業	禁止	―	禁止	禁止	禁止
薬剤師	調剤の業務	禁止	―	禁止		
看護師・准看護師	療養上の世話，診療の補助（※2）	禁止	禁止	禁止	禁止	禁止
保健師	保健指導（※2）	禁止	禁止	禁止	禁止	禁止
助産師	助産，保健指導（※2）	禁止	禁止	禁止	禁止	禁止
栄養士	傷病者の療養のための栄養指導	禁止	―	禁止	禁止	禁止
診療放射線技師	放射線を人体に照射する業務	禁止	―	禁止	禁止	禁止
歯科衛生士	歯科衛生士法2条1項の業務	禁止	―	禁止	禁止	禁止
歯科技工士	歯科技工の業務	禁止	―	禁止	―	―
その他（※3）	診療の補助（※2）	禁止	禁止	禁止	禁止	禁止

（※1）障害者支援施設，生活保護法に基づく救護施設・更生施設，養護老人ホーム，特別養護老人ホームなどに設置された診療所は含みません.

（※2）訪問入浴介護・介護予防訪問入浴介護に係るものについての労働者派遣事業は禁止されていません.

（※3）歯科衛生士，診療放射線技師，臨床検査技師，理学療法士，作業療法士，視能訓練士，臨床工学技士，義肢装具士，救命救急士，言語聴覚士，認定特定業務従事者

（厚生労働省：労働者派遣事業を適正に実施するために―許可・更新手続マニュアル. 2018）

b ▶ 派遣期間についての制限

①派遣先の「事業所単位」の期間制限

派遣先の事業所は，原則として，3年を超えて派遣社員を受け入れることはできません（労働者派遣法40条の2第2項）．ただし，期間満了の1ヵ月前までに，派遣先の事業所の過半数労働組合（これが存在しない場合は，派遣先の労働者の過半数を代表する者）の意見を聴いた上であれば，3年を限度として派遣可能期間を延長することができます（労働者派遣法40条の2第3項，4項）．

②派遣労働者の「個人単位」の期間制限

上記①の手続きを経て派遣可能期間を延長した場合であったとしても，同一の派遣社員を同一の組織単位で3年を超えて受け入れることはできません（労働者派遣法40条の3）．

③派遣先から派遣元への情報提供義務

派遣社員についても同一労働同一賃金が求められます（Q21参照）．そのため，派遣先は，派遣元に対し，労働者派遣契約を締結する前に，派遣労働者が従事する業務ごとに，比較対象労働者の賃金等の待遇に関する情報を提供しなければなりません（労働者派遣法26条7項）．

ここでいう「比較対象労働者」は，派遣労働者と業務の内容，責任の程度，これらや配置についての変更の範囲が同一と見込まれる者等を選定しなければなりません（労働者派遣法26条8項）．

c ▶ 派遣先管理台帳

①派遣先管理台帳の記載事項（労働者派遣法42条1項各号）

派遣先は，事業所等ごとに（労働者派遣法施行規則35条1項），派遣先管理台帳を作成し，派遣労働者ごとに下記の内容について記載しなければなりません．

- 協定対象派遣労働者であるか否かの別
- 無期雇用派遣労働者であるか有期雇用派遣労働者であるかの別
- 労働者派遣法40条の2第1項2号の厚生労働省令で定める者であるか否かの別
- 派遣元事業主の氏名または名称
- 派遣就業をした日
- 派遣就業をした日ごとの始業し，および終業した時刻ならびに休憩した時間
- 従事した業務の種類
- 派遣労働者から申出を受けた苦情の処理に関する事項

- 紹介予定派遣に係る派遣労働者については，当該紹介予定派遣に関する事項
- 教育訓練（厚生労働省令で定めるものに限る．労働者派遣法施行規則35条の2参照）を行った日時および内容
- その他厚生労働省令で定める事項（労働者派遣法施行規則36条）

②派遣先管理台帳の保存期間

派遣先は，派遣先管理台帳を3年間保存しなければなりません（労働者派遣法42条2項）．

③派遣先管理台帳の記載事項の通知義務

派遣先は，派遣先管理台帳の記載事項のうち，労働者派遣法施行規則38条1項に定める事項について，1ヵ月ごとに1回以上，一定の期日を定めて，書面の交付等により派遣元へ通知しなければなりません（労働者派遣法42条3項，同法施行規則38条1項）．

また，上記一定の期日以外のときであっても，派遣元から請求があったときは，労働者派遣法施行規則38条1項に定める事項を，遅滞なく，書面の交付等により派遣元へ通知しなければなりません（労働者派遣法施行規則38条2項）．

社労士 アドバイス　　派遣社員は，派遣元の事業所で社会保険に加入するため，派遣先において加入する義務はありません．

参考文献
1) 厚生労働省：労働基準法施行規則等の一部改正について（平成24年10月26日基発1026第2号）
2) 厚生労働省：有期労働契約の締結，更新及び雇止めに関する基準（平成15年10月22日厚生労働省告示第357号）1条～3条

2

運営

労務

Q 15 採用が決まったら，どのような書類の提出を求めるべきか？

現在医療法人を経営しています．新しい職員を採用しましたが，職員にどのような書類の提出を依頼すればよろしいでしょうか．

A 給与所得者の扶養控除（異動）等申告書など多数あります．

社労士 給与所得者の扶養控除（異動）等申告書，雇用保険被保険者証，年金手帳，前職の源泉徴収票，マイナンバー，給与振込先口座の情報，連絡先など多数ありますが，その従業員の方の勤務形態（正社員やパートなど）や開業医なのか医療法人なのかや加入社会保険の種類によって，異なりますので，あらかじめ医療機関側でマニュアルをつくっておくことをお勧めします．

解　説

一般的必要事項

医療機関を経営していく上で，従業員の確保は欠かせないことです．従業員を採用した際に，どのような書類を提出してもらうかは，従業員の勤務形態や医療機関の組織形態によって，変わってきます．

1. **すべての人に必要な書類**：給与所得者の扶養控除（異動）等申告書，マイナンバー，給与振込先口座の情報，連絡先の電話番号，前職の源泉徴収票（採用年にほかの事業所で勤務していた人に限る）
2. **雇用保険に加入する義務がある人（事業主は除く）**：雇用保険被保険者証
3. **社会保険に加入する義務がある人**：年金手帳

まとめるとこのような書類が必要になります．それでは，雇用保険や社会保険に加入する義務がある人というのは，どのような人が該当するのか次に記します．

雇用保険の加入義務

雇用保険の加入義務がある人は，以下の2つの要件を満たす人です．

1. 1週間の所定労働日数が20時間以上
2. 31日以上の雇用見込みがある人

ただし，上記2つを満たしても，雇用保険の加入義務がない人もいます．それは，以下のケースに該当する場合などです．

1. 65歳に達した日以後に新たに雇用される者
2. 同居の親族・家族・専従者
3. 短時間労働者であって，季節的に雇用される者または短期の雇用に就くことを常態とする者（日雇労働被保険者に該当する者を除く）
4. 日雇労働者であって，適用区域に居住し適用事業に雇用されるなどの要件に該当しない者
5. 4ヵ月以内の期間を予定して行われる季節的事業に雇用される者
6. 船員保険の被保険者
7. 国，都道府県，市町村などに正規職員として雇用される者
8. 昼間学生（ただし昼間学生の場合であっても，卒業見込証明書を有する者であって卒業前に就職し，卒業後も引き続き同一の事業主に勤務することが予定され一般労働者と同様に勤務し得ると認められる場合などは加入の必要がある）

この中で，医療機関の事業主が考えなくてはならないのは，1.，2.，7. で，気を付けたほうがよい項目です．採用する従業員の属性によって，ご注意ください．

社会保険の加入義務

社会保険に加入する義務がある人は，原則的には，「常用労働者」になります．この「常用労働者」は，以下の1.，2. または3. のいずれかに該当する者をいいます．

1. 期間を定めずに雇われている労働者
2. 1ヵ月以上の期間を定めて雇われている労働者
3. 1ヵ月以内の期間を定めて雇われている労働者または日々雇われている労働者で，2ヵ月にそれぞれ18日以上雇用された者

最後に，社会保険と労働保険の適用関係（図1-3）を見て，ご自身の医療機関がどれに該当するかを確認してください．採用する従業員に応じて，提出すべき資料が異なりますので，ご注意ください．

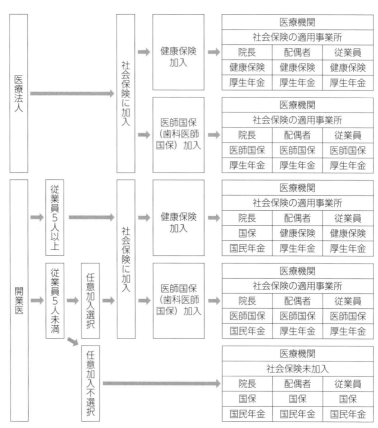

図 1-3 社会保険と労働保険の適用関係

税理士アドバイス

　労務関係は，基本的には，社会保険労務士の業務範囲（給与所得者の扶養控除（異動）等申告書など一定のものを除く）ですが，税理士も給与計算を行うことがあるため，税理士に確認しても，必要な書類は確認できるかと思います．

行政書士アドバイス

　保健所に提出する診療所開設届には，医療従事者（助産師，看護師，准看護師，歯科衛生士および歯科技工士など）の登録番号等の記入が必要となりますので，各試験の合格証を用意してもらい，コピーをクリニックで保管しておくと，事務手続きが円滑に進みます．

選考時や採用時に，本籍に関すること（戸籍や本籍が記載された住民票を提出させる等），家族に関すること（職業，続柄，健康，病歴，地位，学歴，収入，資産等），思想信条に関すること（宗教，支持政党等）など，本人の適性・能力とは関係ない事柄について尋ねたり，これらに関する資料の提出を求めると，トラブルに発展することもありますので，このような行為はやめましょう．

Q 16 「試用期間」とは?

従業員を雇うにあたって試用期間を定めたいと考えています。試用期間を定めるにあたって注意すべき点を教えてください。

また、どのような理由でも、試用期間終了時に本採用を拒否できるのでしょうか。本採用を拒否する場合に注意すべき点を教えてください。

A 本採用を拒否できる場合は限られています。

期間の定めのない労働契約で試用期間を定めた場合でも、有期労働契約とはならず、採用した時点で期間の定めのない労働契約が成立します。したがって、本採用拒否は解雇と同様であり、本採用拒否が有効とされる場合は限られています。試用期間の性質や趣旨を正しく理解して、本採用拒否をする場合の手続きについても理解しておきましょう。

解　説

試用期間とは

試用期間とは、労働者の能力や業務への適性を見極め、本採用するか否かを判断するための期間のことをいいます。

期間の定めのない労働契約で試用期間を定めた場合であっても、有期労働契約とはならず、解約権を留保した状態の期間の定めのない労働契約が成立したことになります。また、有期労働契約においても、合理的な試用期間を定めることはできますが、試用期間を定めた場合であっても、試用期間の長さの限度での有期労働契約となるわけではありません。したがって、試用期間が満了した時点で自動的に労働契約が終了するわけではなく、本採用を拒否するのであれば、本採用拒否の手続きが必要になります。

本採用の拒否手続きを取ることなく試用期間が経過した場合には、解約権の留保がなくなり、通常の期間の定めのない労働契約に移行することになります。

試用期間の長さについて

　試用期間は，特に期間に関する法的規制はありませんが，1ヵ月から6ヵ月程度の期間を定めるのが一般的です．

　試用期間は，労働者の能力や業務への適性を見極めるためのものであることからすれば，試用期間中に見極めがつかない場合に備え，労働契約や就業規則に，試用期間の延長の可能性があること，延長となる事由，期間を定めておくべきです．

本採用拒否について

🅰 本採用拒否が有効となる場合

　採用決定後の調査結果または試用期間中の勤務状態などにより，当初知ることができないような事実を知るに至った場合で，その事実からすれば，その労働者を引き続き雇用しておくのが適当でないと判断することが客観的に相当である場合に，本採用拒否は有効と認められます[*]．

🅱 本採用拒否の手続き

①書面による通知

　本採用拒否は解雇と同様なので，解雇と同様の理由や手続きが必要となります（Q25参照）．本採用の拒否が有効とされるのは，具体的には，就労開始後に著しい能力・意欲不足が発覚した場合，業務に関連する犯罪歴が発覚した場合，協調性の著しい欠如が発覚した場合などが考えられます．

　本採用の拒否にあたって，特に書面で通知することは要求されていませんが，後日の紛争を防ぐためにも，以下のような事項を記載した書面で通知すべきです．

● 本採用を拒否する旨
● 本採用を拒否する理由（できる限り具体的に）
● 本採用拒否にあたって撤去・返還すべき物やその期限などの指示
● 解雇予告手当の有無

②解雇予告手当

　試用開始から14日経過後に解雇する場合には，30日前に解雇の予告を行うか，解雇と同時に30日分以上の平均賃金（解雇予告手当）を支払わなければなりません．

　もっとも，運用開始から14日を経過する前に解雇する場合には解雇の予告も解雇予告手当を支払う義務もありません（労働基準法21条但書4号，20条1項）．

---

[*]　最判昭和48年12月12日民集27巻11号1536頁（三菱樹脂事件）

Q 17

細かい労働条件をすべて記載した労働契約書を作成するのは大変なので，何か良い方法はないのか？

　従業員を雇うにあたって，細かい労働条件もすべて労働契約書に記載しなければいけないのでしょうか．

　また，労働条件を後から変更するには，従業員一人ひとりと改めて合意をし変更するしかないのでしょうか．

A

労働条件を就業規則に定めることで，従業員の労働条件を画一的に定めることができます．また，一定の条件を満たせば，後から就業規則の内容を変更することも可能です．

弁護士　労働条件を就業規則に定めることで，従業員の労働条件を画一的に定めることができ，労務管理が行いやすくなります．また，個々の従業員と個別に合意して労働条件を変更することも可能ですが，一定の条件を満たせば，就業規則の内容を変更することで，個々の従業員の労働条件を一律に変更することも可能です．

解　説

- -

就業規則

ⓐ 就業規則の作成義務

　就業規則とは，賃金や労働時間などの労働条件や，従業員が守るべき服務規律などを定めたものをいいます．

　法律上，常時 10 人以上の従業員を使用する雇用主は，就業規則を作成する義務があると定められ（労働基準法 89 条），これに該当しない雇用主に就業規則の作成義務はありません．しかし，就業規則を定めることで，従業員の労働条件を画一的に定

めることができ，従業員間の公平を図るとともに，労務管理が行いやすくなるというメリットがありますので，従業員の人数にかかわらず，就業規則は作成すべきです．

b パートタイマー（アルバイト，パート）用の就業規則について

法律上，正社員とパートタイマーについて就業規則を分けて規定することが求められているわけではありません．

もっとも，正社員とパートタイマーで労働条件などについて異なる定めをする必要がある場合には，パートタイマー用の就業規則を別途作成すべきです．

c 就業規則の効果

労働契約の締結に際して，1．雇用主が合理的な内容の就業規則を，2．従業員に周知させていた（従業員がいつでも見られる状態にしていた）場合には，就業規則で定める労働条件が，労働者の労働条件になります（労働契約法7条）．ただし，従業員との間で，就業規則に定める内容よりも従業員にとって有利な内容の合意がなされた場合には，この合意が優先することになります（労働契約法7条但書）．反対に，就業規則に定める内容よりも従業員にとって不利な内容の合意がなされた場合には，この合意は無効となり，就業規則が優先することになります（労働契約法12条）．このように，就業規則は，労働条件の最低ラインを定めるものになりますので，作成するにあたっては慎重に検討する必要があります．

労働協約

労働協約とは，労働組合と雇用主との間に結ばれる労働条件などに関する取り決めをいい，労働組合法に従って締結されたものをいいます．したがって，労働組合が存在しない場合には，労働協約を締結することはできません．

労働協約で定める労働条件よりも従業員にとって不利な内容の合意や就業規則の定めは無効とされ，労働協約に定める労働条件が優先することになります．

就業規則の変更

雇用主が就業規則の変更によって，従業員にとって不利益に労働条件を変更するためには，次の条件を満たす必要があります（労働契約法10条）．病院での就業規則の変更が無効とされた例もありますので，就業規則の不利益変更は慎重に検討する必要があります（**表1-15**）．

表1-15　裁判例（東京地判平成13年7月17日〔月島サマリア病院事件〕）

【事案の概要】
- Xは，Yが経営する病院で看護婦として勤務していたが，自己都合により退職した
- 退職する2年程前に，Yは競争病院の進出などによる経営状況悪化のため，給与規程を労働者の不利益に変更していた
- そのため，Xには，変更後の給与規程に基づいて算定した退職金が支払われることになった
- 変更後の給与規程に基づいて算定したXの退職金の額は，変更前の給与規程で算定した額の約53％にとどまるものであった
- XはYに対し，変更前の就業規則に基づいて算定した退職金を請求した

【判決の要旨】
- 本件就業規則の不利益変更は，不利益が大きいにもかかわらず，Yが不利益を緩和するための代償措置を講じた事実が認められない
- 就業規則の変更時のYの経営状態は倒産の危機に瀕しているとまではいえない
- 就業規則の不利益変更には合理性がない
  ⇒Xの請求を認容

- 就業規則の変更が以下の事情に照らして合理的であること
  1. 労働者の受ける不利益の程度
  2. 労働条件の変更の必要性
  3. 変更後の就業規則の内容の相当性
  4. 労働組合などとの交渉の状況
  5. その他の就業規則の変更に係る事情
- 労働者に変更後の就業規則を周知させること（**表1-15**）

常時10人以上の労働者を使用する医師などは，就業規則の作成について労働者の過半数で組織する労働組合または労働者の過半数の代表者からの意見書を添付し，所轄労働基準監督署に届け出る必要があります（労働基準法89条）．

Q 18 労働時間や休憩時間はどのように決めるべきか？　必ず把握しなければならないのか？

診察後の後片づけの時間なども「労働時間」に含まれるのでしょうか．「労働時間」にはどのような時間が含まれるのか，「労働時間」や「休憩時間」をどのように決めるべきか教えてください．

また，医療機関には，従業員の「労働時間」や「休憩時間」を把握する義務はあるのでしょうか．

A 雇用主の指揮命令下にいる時間は「労働時間」に当たります．また，労働時間を把握することは雇用主の義務です．

 　例えば，始業前の準備に要する時間や終業後の片づけの時間であったとしても，雇用主の指揮命令下にある場合には，法律上の「労働時間」に当たります．また，雇用主には，客観的な方法により，労働者の労働時間を把握する義務があります．

解　説
- -

労働時間について

 「労働時間」とは

法律上の「労働時間」とは，労働者が雇用主の指揮命令下に置かれている時間をいうとされています*．

例えば，作業を行うための準備時間・後片づけの時間・待機時間なども雇用主の指揮命令下にあるのであれば「労働時間」に当たります．したがって，医療機関における1日の業務の中の準備時間や後片づけの時間なども考慮した上で，労働時間を決めるべきです．

---

* 　最判平成12年3月9日民集54巻3号801頁（三菱重工長崎造船所事件）

b ▶ 法定労働時間とは

　法律上，労働時間は，原則として，1日8時間，1週40時間を超えてはならないと定められており（労働基準法32条），これを法定労働時間といいます．もっとも，従業員が10人未満の医療機関については，例外的に，1日8時間，1週44時間が法定労働時間とされています（労働基準法40条，同法施行規則25条の2第1項，同法別表第一の13号）．

　法定労働時間を超えて労働させる場合には，時間外労働に関する労働者代表との協定（いわゆる「36（サブロク）協定」）を締結し，労働基準監督署に届け出なければなりません（労働基準法36条1項）．

　また，法定労働時間を超えて労働させた場合には，割増賃金を支払う必要があります（労働基準法37条1項）．

c ▶ 残業規制について

　時間外労働の上限は原則として月45時間，年360時間となり，臨時的な特別の事情がなければこれを超えることはできません（労働基準法36条3項，4項，5項）．

　また，臨時的な特別の事情があり，雇用主と労働者が合意する場合であっても，残業時間については，以下のルールを守らなければなりません（労働基準法36条5項，6項）．

● 時間外労働が年720時間以内
● 時間外労働と休日労働の合計が月100時間未満
● 時間外労働と休日労働の合計について，「2ヵ月平均」，「3ヵ月平均」，「4ヵ月平均」，「5ヵ月平均」，「6ヵ月平均」がすべて1月当たり80時間以内
● 時間外労働が月45時間を超えることができるのは，年6ヵ月が限度

　これらに違反した場合には，罰則（6ヵ月以下の懲役または30万円以下の罰金）が科されるおそれがあります（労働基準法119条1号）．

　なお，医師については，2024年3月31日まで，上記の残業規制の適用が猶予され，猶予期間終了後の2024年4月1日以降の医師に対する残業規制の内容は，省令で定めることとされています．

休憩時間とは

　「休憩時間」とは労働者が権利として労働から離れることが保障されている時間のことをいいます．

したがって，例えば，昼休み中に電話対応を求めるような場合や，夜勤の仮眠時間であってもナースコールが鳴ったらすぐに対応しなければならないような場合には，これらの時間は「休憩時間」とはいえません．

法律上，労働時間が6時間を超える場合は少なくとも45分，8時間を超える場合は少なくとも1時間の休憩時間を労働時間の途中に与えなければなりません（労働基準法34条）．

なお，休憩時間を分割して付与することについて法律上の制限はありませんので，例えば，30分ずつ2回に分けて与えることも可能です．

労働時間の把握について

a 労働時間の把握方法

原則として，雇用主には，客観的な方法により，労働者の労働時間を把握する義務があります（労働安全衛生法66条の8の3，安衛則52条の7の3第1項）．なお，労働時間の状況の記録は3年間保存する必要があります（安衛則52条の7の3第2項）．

具体的には，以下のような方法で労働時間を把握する必要があります．

● タイムカードによる記録
● パソコンのログインからログアウトまでの時間の記録　など

b 労働時間の把握から見える問題への対処

労働時間を把握することで，過重労働となっている労働者の存在が判明した場合には，業務の効率化を図ったり，労働者の配置を見直すなど，残業を解消するための措置を講じるべきです．このような措置を取ることは，医療機関の健全な労働環境の整備につながり，また，残業に対する割増賃金の支払いを抑えることができるというメリットがあります．

Q 19 休日や有給休暇はどのように決めるべきか？

従業員に与えなければならない休日の日数は法律で決まっていますか．また，従業員は，働き始めてからどれくらいの期間で有給休暇を取得できるのでしょうか．さらに，医療機関のほうで，従業員が有給休暇の取得を求めてきたときに拒否することはできるのでしょうか．

A 最低限与えなければならない休日の日数は法律で決まっています！ また，原則として有給休暇は従業員が希望した日に与えなければなりません．

 弁護士

雇用主は従業員に対して，毎週少なくとも1回，または4週間を通じて4日以上の休日を与えなければなりません．

また，有給休暇は，雇用主の承認により与えるものではなく，従業員が取得したい日に無条件で与えられるものであり，雇用主が有給休暇の取得を拒否できるものではありません．なお，勤務期間とそれに応じて付与すべき有給休暇の日数は法律で定められています．

解 説

- -

休日について

a 休日とは

「休日」とは，労働契約上，労働義務が設定されていない日のことをいい，もともと労働義務があるものの，その義務が免除される「休暇」とは区別されています．

法律上，毎週少なくとも1回（労働基準法35条1項），または4週間を通じて4日以上（労働基準法35条2項）の休日を与えなければなりません．

b 法定休日と法定外休日について

「法定休日」とは，上記で記載した法律上，最低限与えなければならないとされる休日のことをいいます．もっとも，例えば，週休2日制とするなど，法定休日より

多い日数の休日を定めることは自由にできます．法定休日に加えて付与される休日のことを「法定外休日」といいます．

法定休日に労働をさせた場合には，通常の賃金の35％以上の割増賃金を支払う必要があります[*]．

法定外休日に労働をさせた場合には，普段の勤務時間と同様に扱われ，法定労働時間（Q18参照）を超えたときには，割増賃金を支払う必要があります．

有給休暇

a 有給休暇とは

「有給休暇」とは，一定期間勤続した労働者に対して，心身の疲労を回復し，ゆとりある生活を保障するために付与される休暇のことで，「有給」で休むことができる，すなわち賃金が減額されない休暇のことです．

b 有給休暇の付与日数

有給休暇は，6ヵ月間継続勤務し，全労働日の8割以上出勤した労働者に対して与えなければなりません（労働基準法39条1項）．

具体的に付与しなければならない日数は，**表1-16-a，b** のとおりです（労働基準法39条2項，3項，同法施行規則24条の3）．

表1-16-a　常勤の労働者

雇入れの日から起算した勤続期間	付与される休暇の日数
6ヵ月	10労働日
1年6ヵ月	11労働日
2年6ヵ月	12労働日
3年6ヵ月	14労働日
4年6ヵ月	16労働日
5年6ヵ月	18労働日
6年6ヵ月以上	20労働日

---

[*] 労働基準法37条1項，労働基準法37条1項の時間外及び休日の割増賃金に係る率の最低限を定める政令

表 1-16-b　パートタイム労働者

週所定労働日数	1年間の所定労働日数	雇入れの日から起算した継続勤務期間（単位：年）						
		0.5	1.5	2.5	3.5	4.5	5.5	6.5以上
4日	169日～216日	7	8	9	10	12	13	15
3日	121日～168日	5	6	6	8	9	10	11
2日	73日～120日	3	4	4	5	6	6	7
1日	48日～72日	1	2	2	2	3	3	3

c 有給休暇の取得時期の指定について

　有給休暇は，原則として，労働者が請求した日に与えなければなりません（労働基準法39条5項）．したがって，医療機関が労働者から有給休暇の取得を求められた場合，医療機関はこれを拒否することはできません．

　もっとも，請求された日に有給休暇を与えると，事業の正常な運営を妨げる場合には，ほかの日に与えることができます（労働基準法39条5項但書）．ただし，有給休暇をほかの日に与えることが許されるためには，有給休暇の取得を請求した労働者が業務の運営にとって不可欠であり，かつ，代替要員を確保することが困難であることが必要です．そのため，単に仕事が忙しいという理由では，有給休暇をほかの日に与えることはできません．

d 年5日の有給休暇の確実な取得について

　2019年4月から，年10日以上の有給休暇が付与される労働者に対して，有給休暇を付与した日から1年以内に，付与した有給休暇のうち5日について，取得日を指定して取得させることが雇用主に義務付けられました（労働基準法39条7項）．

　なお，取得日を指定するにあたっては，雇用主は，労働者の意見を聴取し，できる限り，労働者の希望に沿った取得日になるよう努めなければなりません（労働基準法施行規則24条の6第1項，2項）．

Q20 産休，育休，介護休業はどのように決めるべきか？

産休，育休，介護休業について，法律上，どのように規定されていますか．また，これらの休業について，雇用主としてどのような対応が求められるか教えてください．

A 産休，育休，介護休業については法律で詳しく規定されています．正しく理解して法律に従って定めるようにしましょう．

産後の女性の就労禁止期間や，育児休業や介護休業の取得要件などについて，法律は詳しく規定しています．

これらの制度について正しく理解し，法律に従った産休，育休，介護休業制度を定めるようにしましょう．

解　説

産前・産後休業について（労働基準法 65 条 1 項，2 項）

a 取得できる期間

● 産前 6 週間（多胎妊娠の場合は産前 14 週間）は，女性が請求すれば休業することができます．

● 産後 8 週間は原則として，女性を就業させることはできませんが，産後 6 週間を経過した後は女性本人が請求し，医師が支障ないと認めた業務に就かせることは差し支えありません．なお，産後休業の「出産」とは，妊娠 4 ヵ月以上の分娩をいい，「死産」や「流産」も含まれています．また，出産日は産前休業に含まれます．

b 取得可能な労働者

アルバイトや派遣社員も含むすべての女性労働者．

c ▶ **不利益取扱いの禁止**

　産前・産後休業を理由とする不利益取扱いは禁止されています（男女雇用機会均等法9条3項）．また，産前・産後休業の期間と，その後30日間の解雇は禁止されています（労働基準法19条1項）．

d ▶ **賃　金**

　産前・産後休業期間中の賃金を支払う義務はありません．

育児休業について

a ▶ **取得できる期間**

原則：子が1歳に達するまで（育児・介護休業法5条1項）．

例外：保育所に入ることを希望しているものの入れない場合などは1歳6ヵ月まで延
　　　長できます（育児・介護休業法5条3項，同法施行規則6条）．また，1歳6ヵ月
　　　に達した時点で保育所に入れない場合などは再度申出することにより，最長2
　　　歳まで延長できます（育児・介護休業法5条4項，同法施行規則6条の2，6条）．

b ▶ **パパ・ママ育休プラス**

　上記aのとおり，育児休業は，子が1歳に達するまでの間のみ取得できるのが原則ですが，両親がともに育児休業を取得する場合で，次のいずれにも該当する場合には，子が1歳2ヵ月に達するまでの間，育児休業を取得することができます（育児・介護休業法9条の2）．

●育児休業を取得しようとする労働者（以下「本人」という）の配偶者が，子の1
　歳に達する日（1歳の誕生日の前日）以前において育児休業をしていること
●本人の育児休業開始予定日が，子の1歳の誕生日以前であること
●本人の育児休業開始予定日が，配偶者がしている育児休業の初日以降であること

c ▶ **取得可能な労働者**

●1歳に満たない子を養育する労働者（男女いずれも可．ただし，日雇い労働者
　は除く［育児・介護休業法2条1号括弧書］）
●期間を定めて雇用されている労働者については，次のいずれにも該当すれば育児
　休業をすることができます（育児・介護休業法5条1項但書）．
　1．同一の事業主に引き続き1年以上雇用されていること

2. 子が1歳6ヵ月に達する日までに，労働契約（更新される場合には，更新後の契約）の期間が満了することが明らかでないこと

d ▶ 不利益取扱いの禁止

育児休業を理由とする不利益取扱いは禁止されています（育児・介護休業法10条）．

e ▶ 賃　金

育児休業期間中の賃金を支払う義務はありません．もっとも，労働者は一定の要件を満たすと雇用保険制度上の育児休業給付の支給を受けることができます．

介護休業について

a ▶ 取得できる期間・回数（育児・介護休業法11条2項）

● 対象家族1人につき，3回まで
● 対象家族1人につき，介護休業をした日数の合計が93日に達するまで

b ▶ 取得可能な労働者

● 要介護状態にある家族を介護する労働者（男女いずれも可．ただし，日雇い労働者は除く［育児・介護休業法2条2号，3号，1号］）
● 期間を定めて雇用されている労働者については，次のいずれにも該当すれば介護休業をすることができます（育児・介護休業法11条1項）．
1. 同一の事業主に引き続き1年以上雇用されていること
2. 取得予定日から起算して93日を経過する日から6ヵ月を経過する日までの間に，労働契約（更新される場合には，更新後の契約）の期間が満了することが明らかでないこと

c ▶ 不利益取扱いの禁止

介護休業を理由とする不利益取扱いは禁止されています（育児・介護休業法16条，10条）．

d ▶ 賃　金

介護休業期間中に賃金を支払う義務はありません．もっとも，労働者は一定の要件を満たすと雇用保険制度上の介護休業給付の支給を受けることができます．

介護休暇について

a 介護休暇の制度趣旨

介護休業が，家族が介護に関する長期的方針を決めることができるようになるまでの期間に取得することを想定した制度であるのに対し，介護休暇は，介護に関する長期的方針決定後の期間における仕事と介護の両立支援のため，労働者が仕事を休まざるを得ないような場合に対応するために取得することを想定した制度です．

例えば，①主たる介護者は別にいるが，その主たる介護者が病気等になった場合に一時的に介護をしなければならなくなった場合や，②対象家族が通院などをする際の付き添い，③介護保険関係の手続などを行うために取得することが想定されます．

b 取得できる期間・回数（育児・介護休業法16条の5第1項）

- 対象家族が1人の場合は年5日間
- 対象家族が2人以上の場合は年10日間

c 取得可能な労働者

- 要介護状態にある対象家族を介護する男女の労働者

ただし，日々雇い入れられる者は除かれます．また，次のような労働者について介護休暇を取得することができないこととする労使協定があるときは，雇用主は介護休暇の申出を拒むことができ，拒まれた労働者は介護休暇を取得することができません．ただし，3. の労働者については，1日単位で介護休暇を取得することはできます（育児・介護休業法16条の6第2項，6条1項，2項）．

1. その雇用主に継続して雇用された期間が6ヵ月に満たない労働者
2. 1週間の所定労働日数が2日以下の労働者
3. 半日単位で介護休暇を取得することが困難と認められる業務に従事する労働者

d 不利益取扱いの禁止

介護休暇を理由とする不利益取扱いは禁止されています（育児・介護休業法16条の7，10条）．

e 賃 金

介護休暇期間中に賃金を支払う義務はありません．

また，介護休業と異なり，介護休暇には給付金の制度はありません．

Q 21 給料や賞与に関するルールはあるのか?

賃金の支払いや金額について，守らなければならないルールはどのようなものでしょうか．また，賞与は必ず支払わなければならないものなのでしょうか．なお，支払うこととしている場合であっても，賞与の金額を減額することはできるでしょうか．

A 賃金の支払いや金額について一定のルールがあります．賞与については，労働契約や就業規則などの定めに基づいて柔軟な対応ができます．

弁護士 労働条件は，雇用主と従業員が自由に定めて契約できますが，賃金の支払いや最低賃金には法律の制限があります．

また，同一労働同一賃金実現のための対応が求められます．

賞与については，労働基準法上支払義務が定められているわけではありません．また，支払うこととしている場合であっても，労働契約や就業規則などで適切な支払条件を定めて減額することも認められます．

解　説

- -

賃金支払いのルール

ⓐ 賃金とは

雇用主は，労働契約締結の際に，従業員に対し，賃金などの労働条件を明示する必要があり（Q12 参照），実務上も，多くの医療機関が，給料，給与，ボーナス，賞与，手当などさまざまな名目で従業員に対し金銭の支払いを行っています．労働の対償として，使用者が従業員に支払うものは名称のいかんを問わず賃金に該当し（労働基準法 11 条），法律の規制に従った対応がなされているか確認することが重要です．

なお，法律上，支払いが義務付けられていないものであっても，労働契約や就業規則や合意などで支払基準が明確になっており，雇用主に支払義務がある場合には，退職金や一時金，賞与についても，賃金に当たります．

b▸ 賃金の支払いに関する法律上の原則

賃金の支払いに関し，法律上，以下の原則があります．

①通貨払いの原則（労働基準法 24 条 1 項）

賃金は通貨により支払わなければなりません．もっとも，従業員から同意を得た場合には，支払日に払出しが可能であることを条件に，賃金の振込対象として指定された従業員本人名義の預貯金口座に振り込みによって支払うことも認められます（労働基準法施行規則 7 条の 2）．

②直接払いの原則（労働基準法 24 条 1 項）

賃金は，従業員に直接支払わなければなりません．

③全額払いの原則（労働基準法 24 条 1 項）

賃金の全額を支払わなければなりません．職務上のミスについて給料から罰金などを天引きすることは許されません（Q12 参照）．もっとも，源泉所得税・住民税の源泉徴収，社会保険料の控除など法令に特別の定めがある場合や労使協定がある場合には，賃金の一部を控除して支払うことができます．

また，自由意思に基づくと認め得る合理的な理由が客観的に存在すれば，従業員と合意の上で相殺することも認められます．

④毎月 1 回払い以上，定期日払いの原則（労働基準法 24 条 2 項）

賃金は，毎月 1 回以上，一定の期日を定めて支払わなければなりません．ただし，臨時に支払われる賃金，賞与などは対象外となります．

賃金の額，定め方について

a▸ 最低賃金

賃金の額も労働契約の内容の一部であるため，自由に設定することができます．もっとも，賃金の最低基準は，最低賃金法の定めるところにより（労働基準法 28 条），仮に最低賃金額より低い賃金額を合意で定めても，無効となり，最低賃金額と同様の定めをしたものとみなされます（最低賃金法 4 条 2 項）．

最低賃金の対象となる賃金は，労働基準法上の賃金と異なり，賞与，時間外や休日の割増賃金，臨時に支払われる手当などは除外されます（最低賃金法 4 条 3 項，同法施行規則 1 条）（図 1-4）．なお，具体的な最低賃金額は，毎年 10 月頃に改定されるので，確認が必要です[1]．例えば，令和元年 10 月 1 日に発効した東京都の最低賃金は 1,013 円になります．

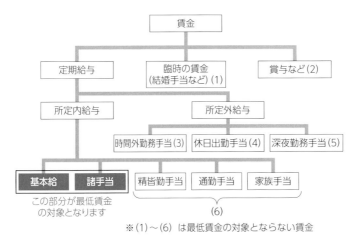

図 1-4 最低賃金額の対象となる賃金

（厚生労働省：最低賃金確認サイト https://pc.saiteichingin.info/point/page_point_targetwages.html）

b 同一労働同一賃金

2020 年 4 月に「短時間労働者及び有期雇用労働者の雇用管理の改善等に関する法律」（パートタイム・有期雇用労働法）が施行され，労働者派遣法も改正されます．

同一労働同一賃金の実現のため，正社員と有期雇用労働者，短時間労働者，派遣社員など非正規雇用者との間での，1. 不合理な待遇の相違（パートタイム・有期雇用労働法 8 条），2. 差別的取り扱い（パートタイム・有期雇用労働法 9 条）が禁止されるほか，非正規雇用者を雇い入れた場合には実施する雇用管理の改善措置の内容を説明しなければならず，非正規雇用者から求めがあった場合には，非正規雇用労働者の待遇を決定するにあたって考慮した事項を説明しなければなりません（パートタイム・有期雇用労働法 14 条）．同一労働同一賃金ガイドライン[2]を参考に，正社員と非正規雇用者との間で不合理と認められる待遇の相違が生じないように対応する必要があります．

賞与の支払い

賞与については，雇用主に対し，労働基準法上支払義務が定められているわけではありません．そのため，賞与を支払うことおよび支給額または算定方法，支払方法，支払日，支払いの対象者など一定の支給基準が労働契約や就業規則によって明確になっているといえる場合でない限り，雇用主に賞与の支払義務は生じません．実務

では，労働契約や就業規則の定めによって，支払うか支払わないかを含めて賞与に関しては雇用主に裁量があり，雇用主がある従業員について賞与を支払わないこととしたり減額する決定をしたりすることもあります．

　しかしながら，賞与を支払いしない理由として，支払額を定めるための評価や査定に合理的な理由がないことはもちろん，有給休暇の取得，産休・育休の取得などの従業員による法律上定められた権利の行使を理由とすることは許されません．

　被保険者に賞与を支給した事業主は，賞与支払日から 5 日以内に，事業所の所在地を管轄する年金事務所などに「被保険者賞与支払届」等を提出します．

参考文献
1)　厚生労働省：最低賃金確認サイト．https://pc.saiteichingin.info/
2)　厚生労働省：短時間・有期雇用労働者及び派遣労働者に対する不合理な待遇の禁止等に関する指針（平成 30 年 12 月 28 日厚生労働省告示第 430 号）

Q 退職金について気を付けるべきことはなにか?
22

　労働契約や就業規則で退職金の金額や支払いについては，何も定めていません．もっとも，以前退職した従業員に退職金を支払っていた事実はあります．

　そのような場合でも，今後，従業員が退職するときに退職金を支払う必要があるのでしょうか．

　懲戒解雇の場合に退職金を支給しないとの定めがあり，従業員が懲戒解雇に該当するときは，実際に退職金を支払わなくてよいのでしょうか．

A 退職金に関する規定の有無のほか慣行などを確認する必要があります.

　労働契約や就業規則に退職金の支払いに関する定めがあるときは，その定めに基づいて退職金の支払義務が発生します．退職金の支払いに関する定めがない場合でも，慣行によって退職金の支払義務が認められる場合があります．

　一定の場合に退職金を支給しない定めがある場合でも，全額支払わないとする対応には慎重になる必要があります．

解　説

退職金支払いの根拠

a 退職金支払いに関する合意の有無

　退職金は，労働基準法上支払いが義務付けられているものではなく，労働契約の終了によって当然に支払わなければならないものではありません．

　労働協約や労働契約や就業規則などに基づいて支給条件が明確に規定されている場合には，賃金（労働基準法 11 条）として，労働者に対し，支払義務を負います（Q21 参照）．

b どのような事項について定める必要があるか

退職金（退職手当）を支払うこととする場合には，労働契約や就業規則などに以下の事項を定め，労働契約締結の際に，労働者に対し，明示しなければなりません（労働基準法 15 条，同法施行規則 5 条）．

なお，就業規則の定めを受けて，就業規則とは別に退職金規定を定めることも認められています．

- 適用される労働者の範囲に関する事項
- 退職手当の決定に関する事項
- 計算および支払いの方法に関する事項
- 支払いの時期に関する事項

c 慣行による支払い

退職金支払いに関する定めがなく，雇用主の裁量で退職金の支払いを決定する場合には，賃金には該当せず，退職金の支払義務はありません．

しかしながら，退職金支払いに関する慣行が存在する場合に，その慣行が雇用主と従業員との雇用契約の内容になっていたことを理由に退職金を支払う義務を認めた裁判例[*1]もあります．

もっとも，慣行があったといえるためには，過去に何人かが退職金の支払いを受けたという程度では足りず，勤続年数に対応した退職金が反復継続して支払われてきたなどの事実関係が必要となります．

以下の内容をもとに，かなり具体化した認識が雇用主・従業員双方に必要とした裁判例[*2]もあります．

- 慣行が長期間にわたって反復継続していること
- 当該慣行に対し雇用主・従業員双方が明示的に異議をとどめていないこと
- 当該慣行が雇用主・従業員双方に，特に雇用主側で当該労働条件について決定権または裁量権を有する者に規範として認識されていること

d 退職金の消滅時効

就業規則によって定められた退職金に関し，従業員が，5 年間請求権を行使しない

[*1] 東京地判昭和 51 年 12 月 22 日判時 846 号 109 頁
[*2] 東京地判平成 27 年 6 月 23 日労働経済判例速報 2258 号 3 頁

場合には，時効によって消滅します（労働基準法 115 条）．

　そのため，退職金規定上の支給日から 5 年が経過している場合には，時効を援用して，退職金の支払いから免れることができる可能性があります．

　慣行によって発生した退職金の消滅時効は明確な規定がありませんが，前掲の裁判例や労働基準法 115 条の定めから 2 年と考えることができます．

退職金不支給・減額の可否

ⓐ 退職金不支給・減額の規定の必要性

　従業員が懲戒解雇された場合や退職後に競業行為を行った場合など一定の場合に退職金を支払わないこと，または減額することとするには，労働契約，就業規則，退職金規定などでその旨を定めた条項を明記しておく必要があります．もっとも，このような条項を規定したとしても，実際に退職金を不支給・減額することができるのかについて，裁判で争われることがあり，当該条項を有効に適用できる場面は限られているので，慎重に判断，対応することが必要です．

ⓑ 退職後の元従業員からの退職金の請求に対する支払いの拒否

　退職金を支払わない，または減額する旨の条項が形式的に適用できず，元従業員から退職金の請求を受けた場合であっても，これを認めることが著しく信義に反する，不公正であると認められる場合には，退職金の支払いの全部または一部を拒否することも考えられます．

　例えば，従業員が医療情報の改ざん行為を行い，その処分前に自己都合退職し，退職金規定に基づいて退職金の支払いを請求したのに対し，雇用主である医療機関側は，改ざん行為は懲戒解雇事由に該当し，懲戒解雇の場合は退職金を不支給とする条項があることを理由として退職金の支払いを拒否し，退職金の支払いを巡って争った裁判例[*3]があります．

　この裁判例では，退職金には，功労報償的性格と賃金の後払的性格の両方があると考えられる場合，退職金の支払い請求を拒むには，1.退職金不支給・減額条項だけでなく，2.労働者のこれまでの功労を抹消・減殺するほどの背信行為があることが必要とした上で，元従業員の改ざん行為は懲戒事由に該当することや医療機関側に多大な労力が生じたことを認めながらも，元従業員の功労の全部を抹消するほど

---

*3　大阪地判平成 28 年 12 月 9 日労働判例 1162 号 84 頁

に重大な事由であるとまではいえないとして，本来の退職金支給額の2分の1の限度で，病院側に退職金の支払いを命じました．

　役員に対する退職金について，税務上，過大と判定され否認される場合があります．支給限度額の計算方法の1つとして，いわゆる以下の算式のような功績倍率法がありますが，実際に支給する際には税理士にご確認ください．

　退職時報酬月額×勤続期間×功績倍率

従業員に対する健康確保の措置とはなにか？

雇用主として，従業員に対して，健康診断を受けさせなければなりませんか．その場合，自分の医療機関で健康診断を受診させることはできますか．

健康診断を受診させる際，費用を負担し，受診時間分も賃金を支払う必要はありますか．

また，健康診断のほかに健康確保の措置として何か措置を取ることが必要でしょうか．

A 雇用形態，業務内容に応じた健康診断の実施のほか，ストレスチェック，面接指導が求められます．

弁護士

雇用主には健康診断の実施義務がありますが，実施すべき項目を満たしていれば，従業員に就労先で健康診断を受診させることも可能です．健康診断の費用は雇用主が負担しなければなりませんし，受診時間分の賃金も支払うことが望ましいとされています．

また，労働者 50 人以上の事業場の場合，ストレスチェックの実施が求められ，その際は，雇用主である医師以外の医師が産業医として面接指導を行うことが必要です．

解 説

健康診断の実施等について

a 健康診断の実施対象となる労働者

雇用主には，正社員および正社員の週所定労働時間の 4 分の 3 以上働くパートタイム労働者に対して健康診断の実施義務があります（労働安全衛生法 66 条）．具体的には，雇入時の健康診断（安衛則 43 条），1 年以内に 1 回の定期健康診断（安衛則 44

表 1-17　健康診断での実施項目

雇入時の健康診断（安衛則 43 条）	定期健康診断（安衛則 44 条）
1　既往歴および業務歴の調査	1　既往歴および業務歴の調査
2　自覚症状および他覚症状の有無の検査	2　自覚症状および他覚症状の有無の検査
3　身長，体重，腹囲，視力および聴力の検査	3　身長，体重，腹囲，視力および聴力の検査
4　胸部エックス線検査	4　胸部エックス線検査および喀痰検査
5　血圧の測定	5　血圧の測定
6　貧血検査（血色素量および赤血球数）	6　貧血検査（血色素量および赤血球数）
7　肝機能検査（GOT，GPT，γ-GTP）	7　肝機能検査（GOT，GPT，γ-GTP）
8　血中脂質検査（LDL コレステロール，HDL コレステロール，血清トリグリセライド）	8　血中脂質検査（LDL コレステロール，HDL コレステロール，血清トリグリセライド）
9　血糖検査	9　血糖検査
10　尿検査（尿中の糖および蛋白の有無の検査）	10　尿検査（尿中の糖および蛋白の有無の検査）
11　心電図検査	11　心電図検査

（厚生労働省：労働安全衛生法に基づく健康診断を実施しましょう．2013 年 3 月．）

条）や深夜業を含む業務に従事する労働者に対する 6ヵ月に 1 回の特殊健康診断（安衛則 45 条，13 条 1 項 3 号ヌ）などがあります．

b　健康診断で実施すべき項目および受診医療機関

　雇入時の健康診断と定期健康診断で実施すべき項目は労働安全衛生規則で定められています（表 1-17）．

　ただし，定期健康診断については，厚生労働大臣が定める基準に基づいて，医師が必要でないと認めるときは省略できる項目もあります（安衛則 44 条 2 項）．

　なお，労働者が受診する医療機関の指定や制限はありません．そのため，医師によって適切な時期に適切な項目の診断がなされるのであれば，労働者の就労する医療機関において健康診断を実施することに問題はないと考えられています．

c　健康診断に関係する費用など

- 労働安全衛生法の義務に基づいて実施される健康診断の費用は，雇用主が負担すべきものと考えられています．
- 一般健康診断受診時に要した時間の賃金支払いの要否は，労使協議により定めるべきものですが，受診に要した時間の賃金は雇用主が支払うことが望ましいとされています．また，特殊健康診断は，所定労働時間内に行われることが原則であり，その実施に要する時間は労働時間と解され，時間外に実施された場合には時間外労働として割増賃金の支払い対象となります．

d 健康診断実施後の取り組み事項

雇用主は，従業員の健康診断実施後に以下の事項などに取り組むことが義務付けられています（労働安全衛生法66条の3～66条の7）．

1. 健康診断の結果を記録すること（個人表の作成，保存など）
2. 労働者に対し健康診断結果を通知すること
3. 結果について医師などから意見を聴取すること
4. 労働者に対し医師などによる保健指導を行うよう努めること
5. 医師などの意見を勘案し必要があると認めるときは，適切な措置を講じること（作業の転換，労働時間の短縮など）

その他の健康確保の措置について

昨今の健康意識の高まりや労働者に対するメンタルヘルスケアの必要性，受動喫煙による健康被害防止の必要性から以下の措置が必要です．

a ストレスチェックの実施

常時50人以上の労働者を使用する事業場の雇用主は，正社員および正社員の週所定労働時間の4分の3以上働くパートタイム労働者に対して，1年以内ごとに1回，定期に，医師，保健師などによる心理的な負担の程度を把握するための検査（ストレスチェック）を実施しなければならず（労働安全衛生法66条の10，同法附則4条），雇用主のストレスチェックに関する詳細は，労働安全衛生規則で定められています（安衛則52条の9～52条の21）．

ストレスチェックの結果，労働者が不利益な取り扱いをされることを防ぐため，労働者の人事に関して権限を持つ者がストレスチェックを実施する医師となることや実施事務に従事することはできません（安衛則52条の10第2項）．

労働安全衛生法の義務に基づいて実施されるストレスチェックの費用は，雇用主が負担すべきものと考えられています．また，ストレスチェックおよび面接指導を受けるのに要した時間に係る賃金の支払いについては，当然には雇用主が負担すべきものではなく，労使協議により定めるべきものですが，労働者の健康の確保は，事業の円滑な運営の不可欠な条件であることを考えると，雇用主が支払うことが望ましいとされています．

なお，労働者50人未満の事業場については，ストレスチェックの実施は努力義務とされています（労働安全衛生法附則4条）．

b 受動喫煙防止のための措置の実施

2020年4月1日より，医療機関は多数の者が利用する施設のうちの特定施設として，医療機関の管理権限者は，望まない受動喫煙が生じないよう，受動喫煙を防止するための措置を取るよう努めなければならず（健康増進法30条4項），喫煙が禁止された場所に喫煙器具・設備を設置してはなりません（健康増進法30条1項）．

医療機関を含む特定施設において，何人も正当な理由なく喫煙をしてはならず（健康増進法29条1項1号），医療機関が喫煙場所を設ける場合には，屋外に，受動喫煙を防止するために必要な措置を取った上で設置することが必要となります（健康増進法28条13号）．

Q 24 職場においてすべきハラスメントの対策はなにか?

運営 労務

1 従業員より,上司からセクハラ・パワハラを受けたとの被害申告を受けました.どのような対応をすることが必要でしょうか.
2 妊娠した従業員の仕事量を調整したいと思いますが,妊娠していることに言及すると,ハラスメントといわれてしまうことはないでしょうか.

A 雇用主として,ハラスメントを防止する措置を設定する必要があります.

1 法律や指針で示された内容を基に,迅速かつ正確に事実確認を行うほか,適切な対応をすることが求められます.
2 業務分担の再検討,安全配慮などから業務上の必要性に基づく言動であればハラスメントには該当しないと考えられます.

解　説

- -

セクシュアル・ハラスメント

a セクシュアル・ハラスメントとは

　雇用の分野における男女の均等な機会および待遇の確保等に関する法律(以下,均等法)において,職場における性的な言動に対する従業員の対応により当該従業員が労働条件につき不利益を受けることや,性的な言動により従業員の就業環境が害されることをセクシュアル・ハラスメント(以下,セクハラ)といいます(均等法11条).

　均等法が想定している職場には,単なる就業場所だけでなく,業務遂行する場や実質的に職務の延長と考えられる宴会なども含まれます.また,セクハラの当事者は雇用主や上司に限らず,男性・女性も問わず,正規,非正規の区別なくすべての従業員であり,派遣労働者も含まれることから,どのような人であっても加害者にも被害者にもなり得ます.

　雇用主が講ずべきセクハラを防止するための措置の具体的内容は，厚生労働大臣による指針[1]によって示されていて，その内容は以下のとおりです．なお，各措置のさらに詳細な内容も同指針に記載されています（**図 1-5**）．

- 雇用主の方針の明確化およびその周知・啓発
- 相談（苦情を含む）に応じ，適切に対応するために必要な体制の整備
- 職場におけるセクハラへの事後の迅速かつ適切な対応
- 相談者・行為者のプライバシー保護および相談および事実関係確認に協力したことを理由として不利益な取り扱いを禁止することの周知など

　また，派遣労働者については，派遣先も同様の措置を講じる必要があります（労働者派遣法 47 条の 2）．

マタニティ・ハラスメント

a マタニティ・ハラスメントとは

　従業員が，妊娠・出産したことや育児のための休業制度を利用したことを理由として解雇や減給，降格などの不利益な取り扱いを受けることは許されていません（均等法 9 条 3 項，育児・介護休業法 10 条）が，これに加え，妊娠・出産したこと，妊娠・出産・育児に関する制度を利用しようとしたこと，または利用したことなどについて，職場で不利益な取り扱いを示唆されたり嫌がらせ行為を受けたりして就業環境が害されることをマタニティ・ハラスメント（以下，マタハラ）といいます．なお，妊娠・出産に関するハラスメントは女性従業員のみが対象となりますが，育児に関連するハラスメントは女性だけでなく男性従業員も対象になり得ます．

b 雇用主の義務

　雇用主は，妊娠・出産，育児などに関連した就業環境が害される行為の防止措置を講じる義務があります（均等法 11 条の 2，育児・介護休業法 25 条）．

　雇用主が講ずべき措置として，セクハラにおける措置と同様の措置に加えて，マタハラの原因や背景となる要因を解消するための措置が必要となります[2,3]．

パワー・ハラスメント

a パワー・ハラスメントとは

　職場において行われる，1. 優越的な関係を背景とした言動であって，2. 業務上

指針に定められている事業主が講ずべき措置のポイント

妊娠・出産・育児休業等に関するハラスメントを防止するために講ずべき事項	セクシュアル・ハラスメントを防止するために講ずべき事項

●事業主の方針の明確化およびその周知・啓発

1	・妊娠・出産・育児休業などに関するハラスメントの内容 ・妊娠・出産など，育児休業などに関する否定的な言動が職場における妊娠・出産・育児休業などに関するハラスメントの発生の原因や背景となり得ること ・妊娠・出産・育児休業などに関するハラスメントがあってはならない旨の方針 ・制度などの利用ができることを明確化し，管理・監督者を含む労働者に周知・啓発すること	・セクシュアル・ハラスメントの内容 ・セクシュアル・ハラスメントがあってはならない旨の方針を明確化し，管理・監督者を含む労働者に周知・啓発すること
2	妊娠・出産・育児休業などに関するハラスメントに係る言動を行った者については，厳正に対処する旨の方針・対処の内容を就業規則などの文書に規定し，管理・監督者を含む労働者に周知・啓発すること	セクシュアル・ハラスメントの行為者については，厳正に対処する旨の方針・対処の内容を就業規則などの文書に規定し，管理・監督者を含む労働者に周知・啓発すること

●相談（苦情を含む）に応じ，適切に対応するために必要な体制の整備

3	相談窓口をあらかじめ定めること	相談窓口をあらかじめ定めること
4	相談窓口担当者が，内容や状況に応じ適切に対応できるようにすること 妊娠・出産・育児休業などに関するハラスメントが現実に生じている場合だけでなく，その発生のおそれがある場合や，妊娠・出産・育児休業などに関するハラスメントに該当するか否か微妙な場合であっても広く相談に対応すること	相談窓口担当者が，内容や状況に応じ適切に対応できるようにすること セクシュアル・ハラスメントが現実に生じている場合だけでなく，発生のおそれがある場合や，セクシュアル・ハラスメントに該当するか否か微妙な場合であっても，広く相談に対応すること
	【望ましい取り組み】妊娠・出産・育児休業などに関するハラスメントやセクシュアル・ハラスメントはその他のハラスメント（パワーハラスメントなど）と複合的に生じることも想定されることから，あらゆるハラスメントの相談を一元的に受け付ける体制を整備すること	

●職場におけるハラスメントへの事後の迅速かつ適切な対応

5	事実関係を迅速かつ正確に確認すること	事実関係を迅速かつ正確に確認すること
6	事実確認ができた場合には，速やかに被害者に対する配慮の措置を適正に行うこと	事実確認ができた場合には，速やかに被害者に対する配慮の措置を適正に行うこと
7	事実確認ができた場合には，行為者に対する措置を適正に行うこと	事実確認ができた場合には，行為者に対する措置を適正に行うこと
8	再発防止に向けた措置を講ずること	再発防止に向けた措置を講ずること

●職場における妊娠・出産などに関するハラスメントの原因や背景となる要因を解消するための措置

9	業務体制の整備など，事業主や妊娠等した労働者その他の労働者の実情に応じ，必要な措置を講ずること 【望ましい取り組み】妊娠等した労働者の側においても，制度などの利用ができるという知識を持つことや，周囲と円滑なコミュニケーションを図りながら自身の体調などに応じて適切に業務を遂行していくという意識を持つことを周知・啓発すること

●併せて講ずべき措置

10	相談者・行為者などのプライバシーを保護するために必要な措置を講じ，周知すること	相談者・行為者などのプライバシーを保護するために必要な措置を講じ，周知すること
11	相談したこと，事実関係の確認に協力したことなどを理由として不利益な取り扱いを行ってはならない旨を定め，労働者に周知・啓発すること	相談したこと，事実関係の確認に協力したことなどを理由として不利益な取り扱いを行ってはならない旨を定め，労働者に周知・啓発すること

図 1-5　事業者に求められる予防措置

（厚生労働省 都道府県労働局雇用環境・均等部（室）：職場における妊娠・出産・育児休業・介護休業等に関するハラスメント対策やセクシュアル・ハラスメント対策は事業主の義務です．パンフレット NO.10，平成 29 年 7 月）

表 1-18　パワハラの具体例

		1.　～3.　を満たすと考えられる例	1.　～3.　を満たさないと考えられる例
6種型	具体的な攻撃	・上司が部下に対して，殴打，足蹴りをする	・業務上関係のない単に同じ企業の同僚間の喧嘩（1.　2.　に該当しないため）
	精神的な攻撃	・上司が部下に対して，人格を否定するような発言をする	・遅刻や服装の乱れなど社会的ルールやマナーを欠いた言動・行動が見られ，再三注意してもそれが改善されない部下に対して上司が強く注意をする（2.　3.　に該当しないため）
	人間関係からの切り離し	・自身の意に沿わない社員に対して，仕事を外し，長期間にわたり，別室に隔離したり，自宅研修させたりする	・新入社員を育成するために短期間集中的に個室で研修などの教育を実施する（2.　に該当しないため）
	過大な要求	・上司が部下に対して，長期間にわたる，肉体的苦痛を伴う過酷な環境下での勤務に直接関係のない作業を命ずる	・社員を育成するために現状よりも少し高いレベルの業務を任せる（2.　に該当しないため）
	過小な要求	・上司が管理職である部下を退職させるため，誰でも遂行可能な受付業務を行わせる	・経営上の理由により，一時的に，能力に見合わない簡易な業務に就かせる（2.　に該当しないため）
	個の侵害	・思想・信条を理由とし，集団で同僚1人に対して，職場内外で継続的に監視したり，ほかの従業員に接触しないよう働きかけたり，私物の写真撮影をしたりする	・社員への配慮を目的として，社員の家族の状況などについてヒアリングを行う（2.　3.　に該当しないため）

（厚生労働省雇用環境・均等局：パワーハラスメントの定義について．平成 30 年 10 月 7 日）

必要かつ相当な範囲を超えたものにより，3.　その雇用する労働者の就業環境が害されるものをパワー・ハラスメント（以下，パワハラ）といいます（労働施策総合推進法 30 条の 2 第 1 項）．

　パワハラの具体的な例を表 1-18 にあげます．なお，表中の例は，パワハラになり得る一例に過ぎず，パワハラをすべて網羅するものでありませんので，上記 1.　～3. に該当する言動をしないよう注意する必要があります．

b　雇用主の義務

　今後，「労働施策の総合的な推進並びに労働者の雇用の安定及び職業生活の充実等に関する法律」の改正が施行されることにより，雇用主は，以下の措置を取ることが必要になります（労働施策総合推進法 30 条の 2，30 条の 3）．

● 従業員からの相談に応じ，適切に対応するために必要な体制の整備その他の雇用管理上必要な措置を講じなければなりません．

● 従業員が相談を行ったことまたは雇用主による相談への対応に協力した際に事実

を述べたことを理由として，当該従業員に対して解雇その他不利益な取り扱いをしてはなりません．

- 雇用主は，優越的言動問題に対する従業員の関心と理解を深めるとともに，当該従業員がほかの従業員に対する言動に必要な注意を払うよう，研修の実施その他の必要な配慮をするほか，国の講ずる広報活動，啓発活動その他の措置に協力するように努めなければなりません．

- 雇用主（その者が法人である場合にあっては，その役員）は，自らも，優越的言動問題に対する関心と理解を深め，従業員に対する言動に必要な注意を払うように努めなければなりません．

雇用主に対する損害賠償請求

　ハラスメント行為が生じた場合，被害者から雇用主に対し使用者責任または職場環境調整配慮義務違反等による債務不履行に基づいて損害賠償請求がなされることがあります．

　雇用主の責任の有無を判断するにあたっては，法律，指針などで求められている体制・制度の設置の有無，同体制・制度が形骸化することなく適切に運用されている事実の有無などが重視されます．

　ハラスメント行為に伴い，雇用主が負う賠償額は高額になることもあります．そのため，雇用主が負担することになる損害賠償額を補償する使用者賠償責任保険などの保険制度の加入を検討することがよいでしょう．

参考文献
1) 厚生労働省：事業主が職場における性的な言動に起因する問題に関して雇用管理上講ず べき措置についての指針（平成 18 年厚生労働省告示第 615 号）
2) 厚生労働省：事業主が職場における妊娠，出産等に関する言動に起因する問題に関して雇用管理上講ずべき措置についての指針（平成 28 年厚生労働省告示 312 号）
3) 厚生労働省：子の養育又は家族介護を行い，又は行うこととなる労働者の職業生活と家庭生活との両立が図られるようにするために事業主が講ずべき措置に関する指針（平成 21 年厚生労働省告示第 509 号）

Q 25 従業員を解雇する場合の手続きはどうするのか?

従業員を解雇する場合，どのような手続きを踏む必要がありますか．解雇事由に該当すれば解雇は常に有効ではないのですか．

A 就業規則などに定めた解雇事由に該当することの確認と，従業員に対し解雇予告を行うことが必要です.

弁護士 就業規則に定めた解雇事由に該当することの確認，解雇予告を行うこと（予告期間が不足していれば解雇予告手当の支払い）などの手続作業を踏む必要があります．また，法律上解雇が許されない場合もあるので十分な確認が必要です．

解雇権濫用法理によって解雇が無効とされることがあります．

解 説

解雇とは

解雇とは，雇用主による一方的な労働契約の解約のことをいいます．労働契約を途中で終了させる方法には，従業員の一方的な意思表示による辞職や，従業員と雇用主の双方の合意による合意退職もありますが，解雇は雇用主から一方的に労働契約を終了させる点で，これらの方法とは異なります．

解雇には，従業員の能力不足や経営悪化などを理由とする普通解雇と，規律・秩序違反行為に対する制裁としてなされる懲戒解雇（Q26 参照）があります．以下では，普通解雇について説明します．

a 解雇事由の定め

就業規則や労働契約に解雇事由の定めがないと常に解雇が無効となるわけではありませんが，就業規則や労働契約において普通解雇事由を明記しておくことは必要です．

なお，就業規則には，退職に関する事項として解雇の事由を明示しなければならならないものとされています（労働基準法89条3号）．

▶ b 解雇手続きの流れ

通常の解雇手続きとしては，1. 解雇事由を定めた合理的な内容の就業規則を従業員に周知していること（または労働契約で解雇の事由を定めていること）を前提に，2. 従業員の行為が解雇事由に該当するかを判断し，3. 従業員に30日以上前に解雇の予告（もしくは不足日数分の平均賃金を解雇予告手当として支払う）を行うという流れを経ることになります（労働基準法20条）．

▶ c 解雇ができない場合

雇用主はいつでも従業員を解雇することはできず，一定の場合，従業員の権利保護のため，解雇をすること自体が禁止されており，以下のような例があげられます．

①労働基準法
- 業務上災害のため療養中の期間とその後の30日間の解雇
- 産前産後の休業期間とその後の30日間の解雇
- 労働基準監督署に申告したことを理由とする解雇

②労働組合法
- 労働組合の組合員であることなどを理由とする解雇

③男女雇用機会均等法
- 労働者の性別を理由とする解雇
- 女性労働者が結婚・妊娠・出産・産前産後の休業をしたことなどを理由とする解雇

④育児・介護休業法
- 労働者が育児・介護休業などを申し出たこと，または育児・介護休業などをしたことを理由とする解雇

解雇が無効になる場合
▶ a 解雇権濫用法理

従業員の行為が労働契約や就業規則に定めた解雇事由に該当すれば，常に雇用主が解雇を行うことができ，解雇が有効となるというものではありません．

解雇が有効とされるためには，解雇事由に該当することのほかに，1. 客観的に合理的な理由があること，2. 社会通念上相当であることが必要となり，1. や2. が認

められない場合には，雇用主の行った解雇は無効とされます（労働契約法 16 条）．

　具体的には，労働能力や適格性の欠如の有無や程度，改善の見込みの有無，解雇以外の手段の有無などの観点を含めさまざまな事情を考慮した上で，上記 1.，2. が認められるかを検討することになります．

b 解雇が無効との判断を受けた場合

　解雇の有効性について紛争となり裁判所において，雇用主による解雇が無効であると判断された場合には，従業員の労働契約上の地位が存在していることが確認され，また，解雇として扱われた期間中の賃金相当額の支払いが命じられることになります．

解雇に伴う退職時の対応

　従業員の解雇に伴い，雇用主側で対応する事項としては以下の事項があげられます．

● 従業員が解雇によって退職する場合で，従業員が請求した場合は，解雇の理由を記載した証明書の交付をしなければなりません（労働基準法 22 条 1 項）．その際には，解雇の理由を具体的に示す必要があり，解雇事由の内容や解雇事由に該当するに至った事実関係も記載することになります [1]．

　退職証明書の交付を拒むと，30 万円以下の罰金に処せられることがあります（労働基準法 120 条 1 号）．

● 従業員から請求があったときには，7 日以内に賃金の支払い，金品の返還などをしなければなりません（労働基準法 23 条）．

　ただし，退職金は，あらかじめ就業規則などで定められた期日までに支払えば足ります．

　従業員が退職する場合には，その従業員に給与所得の源泉徴収票を発行し，異動した日の翌月や日までに給与所得者異動届出書をその従業員の住所地の市区町村に提出します．

社労士
アドバイス

被保険者が退職する場合には，**表 1-19** の書類を提出します．

表 1-19　被保険者の退職に際して提出する書類

書　類	提出時期	提出先
健康保険・厚生年金保険被保険者資格喪失届	事実発生から 5 日以内	事業所の所在地を管轄する年金事務所
雇用保険被保険者資格喪失届	被保険者でなくなった事実があった日の翌日から起算して 10 日以内	事業所の所在地を管轄するハローワークなど
雇用保険被保険者離職証明書		

参考文献
1) 厚生労働省：労働基準法の一部を改正する法律の施行について（平成 11 年 1 月 29 日基発第 45 号）

2

運営

労務

Q 26 懲戒処分を行う場合はどのような手続きが必要になるのか?

　従業員が，医療機関内の備品を持ち出したり，医療機関外でも問題行動を起こしていたことがわかりました．どのような手続きで懲戒処分を行えばよいですか．また，懲戒解雇したときに，退職金は全額支払う必要があるのでしょうか．

A 本人に対する弁明の機会を与え，労働契約や就業規則に定めてある懲戒事由に該当することを確認した上で，具体的な処分をする必要があります.

 弁護士

　前提として，労働契約や就業規則に懲戒処分ができること，懲戒の種類と事由が定められていることが必要です．

　今回の従業員の行為が懲戒事由に当たることや非違行為の事実確認を従業員本人に行った上で，過去の事例などを踏まえて定められた範囲内で適切な処分をすることが必要です．

　退職金に関する規定や行為の内容などにもよりますが，全額不支給とするには慎重な判断が求められます．

解　説

懲戒処分の進め方

　従業員が，就業や職場内外の行為などについて雇用主が定めた規律に違反する行為や組織としての秩序を乱す行為をした場合，雇用主は，当該従業員に対する制裁として，懲戒処分を行うことが考えられます．

　雇用主が従業員に対し懲戒処分をするには，1. 懲戒規定が存在すること，2. 従業員の行為が懲戒規定の定める懲戒事由に該当すること，3. 手続きの適正さ，公正さを担保すること，4. 懲戒処分が社会的に相当であること，が必要となります．

a 懲戒規定の存在

労働契約や就業規則において，雇用主が従業員に対し，懲戒をすることができることおよび懲戒の事由と種類について定められていることが必要です．懲戒事由の内容は，実質的には企業秩序違反を類型化したものになることが多く，業務命令に違反した場合や，企業の利益を侵害，損害を与えた場合のほか，私生活上の行為であっても企業の業務運営に影響を与え，名誉や信用を損なった場合などがあげられます．

懲戒処分の種類に法律上の定めはありませんが，以下の種類が典型例としてあげられます．

- 戒告：口頭で注意を与え，従業員の将来を戒める処分
- けん責：始末書などの提出を求め，従業員の将来を戒める処分
- 減給：従業員の賃金を減額する処分
- 出勤停止（停職）：労働契約を存続させながらも，労働義務の履行を停止する処分
- 降格：従業員の役職や職能資格を引き下げる処分
- 懲戒解雇：懲戒処分として労働契約を終了させる処分

b 懲戒事由の該当性

労働契約や就業規則において規定された懲戒事由に該当し，該当することについて客観的合理的理由があると認められなければなりませんので，懲戒事由の該当性の判断は慎重に行う必要があります．

懲戒事由は，雇用主側で定めていることが多く，具体的な懲戒事由のほか，広く一般的に組織の秩序を乱すと認められる行為についても懲戒事由に該当するとの定めが存在することが通常であるほか，懲戒事由に該当するか否かの判断は雇用主側に広範な裁量が認められ恣意的な運用になりがちであることから，限定的な解釈をするべきといえます．

c 適正手続きの担保

適正な手続きにのっとって懲戒処分を与える必要があります．

例えば，本人に対し弁明の機会を与えないこと，1つの行為について複数回の懲戒処分を行うこと，懲戒規定を設けたり，変更したりする前の行為についてさかのぼって懲戒処分とすることなどは，懲戒手続きが公正とはいえないため，認められません．

d 懲戒処分の社会的相当性

懲戒処分は，理由とされた当該行為の性質・態様などの事情に照らして社会通念上相当なものと認められない場合には，無効とされます．

例えば，規律違反行為の性質や組織秩序に対する影響の大きさ，それまでの処分歴，反省の有無のほか，同種先例との比較（同じ懲戒事由に同じ程度に違反した場合には，これに対する懲戒処分は同じ程度とされることが求められる）なども踏まえて公正な処分を行うように検討する必要があります．

懲戒処分が無効となる場合

雇用主は，定められた事由であれば，定められた種類のどのような懲戒処分も当然になし得るわけではありません．懲戒が客観的に合理的な理由を欠き，社会通念上相当であると認められない場合は，雇用主の行った懲戒処分は無効となります（労働契約法 15 条）．

懲戒解雇の際の退職金の支払い

就業規則などで，懲戒解雇された場合には退職金を不支給または減額すると規定してあることがあります．

もっとも，退職金の不支給・減額が認められるかについては，不支給・減額条項の存在のほか，従業員の行為の内容・影響の大きさ，医療機関の損害の程度，過去の処分とのバランスなどから総合的に判断されることになりますが，全額不支給とする対応には慎重になる必要があります（Q22 参照）．

Q27 医師は，患者の診療の求めを拒否することができるのか．また，医師に対する法律上の義務にはどのようなものがあるのか?

　患者が，以前の医療費を支払ってくれません．今後，この患者から診察や治療を求められたら，診察や治療を拒否することは許されないのでしょうか．そのほか，医師には，法律上どのような義務があるのでしょうか．

A 医師には「応招義務」があります．また，法律で明記された義務と患者との診療契約に基づく義務もあります．

弁護士

　医師は，患者から診察治療を求められたら，正当な事由がない限り，拒否することはできません．これを「応招義務」といいます．診察治療を拒否できる正当な事由は，患者の病状が深刻であり緊急な対応が必要であるかどうかを中心に，さまざまな事情から慎重に判断されます．そのため，支払い能力があるにもかかわらず，悪意をもってあえて支払わないなどの事情がない限り，以前，医療費を支払わなかったという理由のみで診療を拒否することはできないと考えられます．

　また，応招義務のほか，法律上，医師には，診断書等の交付義務，児童虐待を発見した場合の通告義務などが定められています．

　なお，患者との診療契約に基づく義務については Q28 を参照してください．

解 説

医師としての義務

医師としての義務は，医師法，歯科医師法，医療法にとどまらず，刑法，個人情報保護法，児童虐待の防止等に関する法律などの多岐にわたる法律に定められています．

また，患者との診療契約に基づき発生する義務があり，その内容もまた多岐にわたります（Q28 参照）．

医師として診療行為を適切かつ安全に進めるため，医師として要求される法的な義務について正確な理解が求められます．

法律上の義務

a 応招義務

①応招義務の内容

医師は，正当な事由がなければ，診察治療を拒んではならないとされており，これを応招義務といいます（医師法 19 条 1 項，歯科医師法 19 条 1 項）．

応招義務は，医師が国に対して負担する公法上の義務であり，診療を拒否しても直ちに患者に対して民事上の責任や免許の取消・停止という行政処分に結び付くものではありません．また，診療拒否に対する刑事罰は規定されていません．

なお，医師と同様に，医療機関も応招義務を負いますので，医師の診療拒否は，同時に，医療機関の診療拒否にもなります（図 1-6）．

②応招義務違反の責任と診察治療を拒否できる正当な事由

●応招義務違反の責任

応招義務には，患者保護の側面もあります．そのため，医師が診療を拒否して患者に損害を与えた場合には当該医師に過失があるという一応の推定がなされ，同医師において，診療拒否の正当な事由に該当する具体的事実を主張・立証しない限り，同医師は患者の被った損害を賠償すべき責任を負うと考えられます（損害賠償責任につき Q28 参照）．

そこで，医師，医療機関としては，診療拒否が許容されるのはどのような場合かを理解するとともに，実際に診療拒否をした場合には，正当な事由を基礎付ける事実・証拠関係をしっかり把握しておくことが重要です．

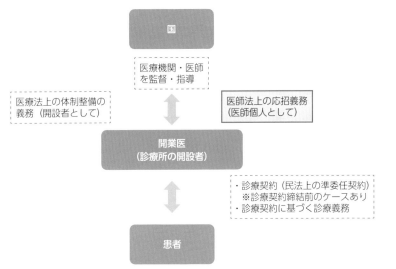

図 1-6　開業医の応招義務の法的性質

（厚生労働省社会保障審議会医療部会：医療を取り巻く状況の変化等を踏まえた医師法の応招義務の解釈に関する研究について．令和元年 7 月 18 日）

● 診療拒否ができる正当な事由

　医師の応招義務において，どのような事由が存在すれば「正当な事由」に該当するかについては，それぞれの具体的な場合において社会通念上健全と認められる道徳的な判断によるべきとされています[1]．

　その具体的判断は，下記 1. を最も重要な判断要素として，これに加えて下記 2. 3. も重要な判断要素として考慮し，これらを総合的に考慮して判断されることになります[2]．具体例は，厚生労働省の通知等[1]~[4] に示されていますので，これらが参考になります．

　1. 患者について緊急対応が必要であるか否か（病状の深刻度）

　2. 診療を求められたのが，診療時間内・勤務時間内であるか否か

　3. 患者と医療機関の信頼関係

b▶ 法律上明記された主な義務

　応招義務のほか，医師として遵守する必要がある主な義務の例は，表 1-20 のとおりです．

表 1-20　医師の義務例

法律上の義務	根拠条文等	注意点
【診療録の作成保管】 医師は，診療したときは，遅滞なく診療に関する事項を診療録に記載し，診療録を 5 年間保存しなければならない	・医師法 24 条 ・歯科医師法 23 条	・違反者には，罰則がある（医師法 33 条の 2 第 1 号，歯科医師法 31 条の 2 第 1 号） ・診療録は，医療にとって重要な記録であると同時に，裁判における重要な証拠資料ともなる．改ざん，破棄，隠匿は，犯罪行為となり得る
【診断書等の交付】 患者から求めがあった場合は，診断書，検案書，出生証明書等を交付しなければならない	・医師法 19 条 2 項 ・歯科医師法 19 条 2 項	・診断書等が不正・違法な目的で利用される場合や患者に支障が生じる場合等の正当な事由がある場合には，交付を拒否することができる ・医師が公務所に提出すべき診断書，検案書又は死亡証書に虚偽の記載をしたときは犯罪となる（刑法 160 条）
【処方箋の交付】 医師は，治療上，薬剤を調剤して投与する必要があると認めた場合，患者や看護者に対して，処方箋を交付する義務がある	・医師法 22 条柱書本文 ・歯科医師法 21 条柱書本文	法律上定められた事由に該当する場合には，処方箋を交付しないことが許される（医師法 22 条柱書但書，歯科医師法 21 条柱書但書）
【守秘義務】 医師は患者に関する秘密について，正当な理由がなく，漏洩してはいけない	・刑法 134 条 1 項	「正当な理由」としては，①患者の承諾がある場合，②法令に基づく場合，③治療上の必要がある場合などがある
【届出義務】 医師は，犯罪被害者や犯罪被害の痕跡に接する可能性が高く，異状死体を検案した場合には，24 時間以内に警察に届け出なければならない	・医師法 21 条	病院の管理者には，提供した医療に起因する（疑いも含む）予期しない死亡又は死産について，医療事故調査・支援センターへの報告，遺族への説明及び医療事故調査の実施が義務付けられている（医療法 6 条の 10，6 条の 11）
【虐待に関する通報義務】 医師は，虐待を受けたと思われる児童を発見した場合，養護者から虐待を受けたと思われ，生命や身体に重大な危険が生じている高齢者を発見した場合には，法令に従い，関係各所に通報する義務を負っている	・児童虐待の防止等に関する法律 6 条 1 項 ・高齢者虐待の防止，高齢者の擁護者に対する支援等に関する法律 7 条	通報によって守秘義務違反を問われることはない
【個人情報の保護】 医療機関は，個人情報の取扱事業者に該当することから，個人情報に該当する診療録，処方箋，手術記録，検査写真，診療経過の要約等について，個人情報の保護に関する法律等に基づいて適切な取り扱いをする必要がある	・個人情報の保護に関する法律 ・個人情報の適切な取扱いのためのガイダンス 5) 6)	

参考文献
1) 厚生労働省：病院診療所の診療に関する件（昭和 24 年 9 月 10 日医発第 752 号）
2) 厚生労働省：応招義務をはじめとした診察治療の求めに対する適切な対応の在り方等について（令和元年 12 月 25 日医政発 1225 第 4 号）
3) 厚生労働省：所謂医師の応招義務について（昭和 30 年 8 月 12 日医収第 755 号）
4) 厚生労働省：医師法第 19 条第 1 項の診療に応ずる義務について（昭和 49 年 4 月 16 日医発第 412 号）
5) 厚生労働省：医療・介護関係事業者における 個人情報の適切な取扱いのためのガイダンス
6) 厚生労働省：「医療・介護関係事業者における個人情報の 適切な取扱いのためのガイダンス」に関する Q & A（事例集）

Q 28 医療機関または医師は，患者との診療契約に基づきどのような義務を負うのか？

知人の医師が，患者から，十分な検査をせずに診断を誤ったから後遺症が残ったなどと言われた後，その患者の代理人弁護士から診療契約上の債務不履行に基づく損害賠償請求をされたと聞きました．医師は，患者を診療するにあたり，どのような契約関係になり，どのような契約上の義務を負うのでしょうか．

A

医療機関または医師は，患者に対して，検査，診断，手術，術後管理など診療過程のそれぞれの医療行為について，医療行為当時の医療水準にのっとり，善良なる管理者としての注意義務を負います．

医療機関または医師は，個々の法律において具体的に明記された義務（Q27 参照）を負います．それに加えて，医療機関または医師は，患者を診療するにあたり，患者との間で診療契約という準委任契約を締結することになりますので，医師には，善良なる管理者としての注意義務をもって診療等の医療行為を行うことが求められます．この注意義務は，検査，診断，説明，手術，投薬，術後管理などそれぞれの医療行為を行う際に要求され，医療行為当時の臨床医学の実践の場における医療水準に従った注意義務が求められます．注意義務に違反した医療行為によって患者に損害を与えた場合には，損害賠償責任を負うことになります．

解　説

患者との診療契約とその責任

a 診療契約の性質

患者を診療する際，医療機関が法人である場合には，当該医療機関と患者との間

で診療契約の関係が生じることになります．個人で経営しているクリニックの場合には，医師と患者との間で診療契約の関係が生じることになります．

当該診療契約の法律上の性質は，準委任契約であることから，医療機関または医師は，患者に対して，医療行為時の医療水準に則り，善良なる管理者としての注意義務をもって，医療行為を行うことが要請されます．もっとも，症状の改善，治癒などの一定の結果を保証することまでは要請されません．

▶ 診療契約に基づく注意義務

①注意義務の内容

医師は，診療契約に基づき，善良なる管理者としての注意義務を負いますが，当該注意義務に違反したか否かは，1．患者に生じた悪しき結果について，あらかじめ具体的に予見できたか（予見可能性及び予見義務），2．当該悪しき結果を回避することができたか（結果回避可能性及び結果回避義務），という要素で判断されます．

注意義務違反として度々問題となる医療行為の例は，以下のとおりですが，注意義務違反は，診療のあらゆる過程で起こり得るものであり，また，手術の手技上の過誤，投薬の際の薬剤の量の過誤などの作為はもちろん，見落とし，必要な検査をしなかったなどの不作為も注意義務違反となります．

- 説明義務違反（Q29 参照）
- 問診・検査義務違反
- 診断の誤り
- 手術における手技上の注意義務違反
- 術後管理における注意義務違反
- 診療可能な医療機関に患者を転医させる義務違反

②注意義務違反の基準

● 医療水準

医療行為をした医師に注意義務違反があったか否かは，医療行為当時の臨床医学の実践における医療水準を基準として，個々の医療行為につき，当該医療水準に適合した診療が行われたか否かにより判断されます．

医療水準は，全国一律に決せられるものではなく，医師の専門分野，医療機関の性格，所在地域の医療環境の特性，類似の特性を備えた医療機関への新規の治療法に関する知見の普及の程度などのさまざまな考慮要素から，当該医療機関における医療水準が決せられます．

● 医療水準の基準時

　医療水準は，注意義務違反の有無を判断する時点を基準にするのではなく，当該医療行為が行われた時点における医療水準を基準とすることに注意が必要です．

● 医療水準と医療慣行

　医療水準は，臨床の現場において，平均的な医師の間で現に広く慣行として行われている医療行為と必ずしも一致するものではないこと，すなわち，医師が医療慣行に従った医療行為をしたからといって，医療水準に従った注意義務を尽くしたとは直ちにいうことができないことに注意が必要です．

c 患者に対する法的責任

①債務不履行責任

　医療機関または医師は，患者に対して，それぞれの医療行為において，善良なる管理者としての注意義務を負うことになりますが，当該注意義務を怠り（注意義務違反），それによって（注意義務違反と損害との因果関係），患者に後遺症，死亡などの損害を生じさせた場合（損害の発生），診療契約における債務を履行しなかったとして，損害賠償責任が生じることになります（民法415条1項本文）．

②不法行為責任

　債務不履行に基づく損害賠償責任のほか，医療行為に携わった医師個人は，患者と直接診療契約があるか否かにかかわらず，故意または過失により患者に損害を与えた場合には，患者に対して不法行為責任を負うことになります（民法709条）．なお，この場合，医療行為を行った医師個人の不法行為責任のほかに，当該医師を雇っていた医療法人も使用者としての責任を負うことになります（民法715条1項本文）．

③債務不履行責任と不法行為責任の選択・相違

　いかなる法的構成に基づき責任追及をするかは，債務不履行責任と不法行為責任の特徴の違いを考慮して，具体的な事実関係に基づき，患者が選択することになります（表1-21）．

表 1-21　債務不履行に基づく責任と不法行為に基づく責任の主な違い

	債務不履行責任	不法行為責任
責任の発生根拠	契約関係があることにより生じる責任であり，診療契約に基づく注意義務に違反し，当該違反行為により契約の相手方である患者に損害を与えた場合に生じる責任	契約関係の有無とは関係なく，故意または過失の医療行為により患者の権利を違法に侵害し，損害を与えた場合に生じる責任
責任追及の対象	診療契約を締結している医療機関の開設者である医療法人または医師	・医療行為を行った医師個人 ・医療行為を行った医師を雇っている医療法人または医師
慰謝料の内容	契約当事者である患者以外の者の慰謝料は認められない	患者の慰謝料のほか，患者の近親者の固有の慰謝料が認められる
遅延損害金の起算日	患者が請求をした日から遅延損害金が発生	不法行為（医療行為）のときから遅延損害金が発生
時効	①患者が権利を行使できることを知ったときから 5 年間 または ②患者が権利を行使できるときから 20 年間	①被害者が，損害および加害者を知ったときから 5 年間 または ②不法行為のときから 20 年間

Q 29 患者やその家族に対して治療について何をどこまで説明すべきなのか?

患者に良くなってほしいとの一心で手術，治療を行っています．しかし，結果が悪かった場合に，「こんなことになるなんて聞いてない」，「こんなことになるなら初めからやらなかった」などのクレームが出たり，訴えられるかもしれないと心配になります．何をどこまで患者やその家族に説明するべきなのでしょうか．

A 患者（またはその家族）との信頼関係を築くために，適時かつ適切な説明が必要です．後のトラブル防止にもつながります．

弁護士 患者（またはその家族）が，現在の病状を十分に把握し，今後の治療方針を自ら決定できるように，誤解のない，わかりやすい説明をすることが重要です．また，説明したことについては，きちんと記録に残しましょう．

解　説

- -

説明義務

a 概　要

医師は，患者（場合によってはその家族）に対して説明義務があることに疑う余地はありません．

では，どのような内容の説明をしなければならないのでしょうか．この点については，個々の場面，事案ごとに異なるため，一概には言えませんが，医師は，患者自らが治療方針を決定できるように，必要な情報を誤解なく，わかりやすく説明することが求められます．そのような説明がなされることで，患者がその説明内容を十分に理解し，任意かつ真意に基づき治療について同意することをもって，適切な治療が進められることは言うまでもありません．

b▶ 判例における説明義務の内容

乳がん手術に関する判例*では,「医師は,患者の疾患の治療のために手術を実施するに当たっては,診療契約に基づき,特別の事情のない限り,患者に対し,当該疾患の診断(病名と病状),実施予定の手術の内容,手術に付随する危険性,他に選択可能な治療方法があれば,その内容と利害得失,予後などについて説明すべき義務があると解される」と言及されていることは,非常に参考になるかと思います.

c▶ 「診療情報の提供等に関する指針」[1]

医師,歯科医師などの医療従事者は,診療中の患者に対して,口頭による説明,説明文書の交付など具体的な状況に即した適切な方法により,以下の事項などについて丁寧に説明しなければなりません.

- ●現在の症状および診断病名
- ●予後
- ●処置および治療の方針
- ●処方する薬剤について,薬剤名,服用方法,効能および特に注意を要する副作用
- ●代替的治療法がある場合には,その内容および利害得失(患者が負担すべき費用が大きく異なる場合には,それぞれの場合の費用を含む)
- ●手術や侵襲的な検査を行う場合には,その概要(執刀医および助手の氏名を含む),危険性,実施しない場合の危険性および合併症の有無
- ●治療目的以外に,臨床試験や研究などのほかの目的も有する場合には,その旨および目的の内容

説明の相手と時期

a▶ 説明の相手

原則として,患者本人です.もっとも,患者が「知らないでいたい希望」を表明している,患者本人に告知すべきではない事情がある,患者本人が十分理解できる能力がないなど,場合によっては,患者の家族などに説明が必要な場合もあるので,きちんとした理解のもと治療を進めるため,誰に説明するかは,慎重な配慮が必要となります.

---

*　最判平成 13 年 11 月 27 日民集 55 巻 6 号 1154 頁

b ▶ 説明の時期

　患者が治療や今後の療養につき，十分に理解して治療や療養を受けることができる適切な時期に，その都度，説明が必要になります．また，患者本人が，治療について十分に説明を受け理解し，その患者による任意かつ真意の同意が必要とされることから，緊急性を要するなどの特段の事情がない限り，患者には適切な時期に説明した後，十分に検討する時間を与えた上で，同意を得ることが望ましいです．

記録を残すことの重要性

　どれほど詳細かつ網羅的な説明をしたとしても，患者に思いもよらない悪い結果が発生し，紛争化した場合，何も記録がなければ，患者やその家族から「一切説明を受けていない」と主張されることで，医師が不利な立場に置かれることになります．民事訴訟においては，通常，客観的な証拠に裏付けられた主張が事実として扱われますので，記録（証拠）がないことから，説明をしたことが真実であったとしても，裁判上，説明したとは認められないことが多々あります．

　そのため，診療録などの医療記録には，いつ，誰に，どのような内容の説明をしたか，その説明に対して患者やその家族はどのような発言をしていたのかなどについて明確に記載しておくことが必須です．

　定型的な説明については，患者やその家族に対して，説明内容を記載した書面を交付し，記載内容に従った説明を実施し，患者やその家族の理解を得た上で，説明を受けた旨の確認書や治療についての同意書を取得することは非常に有益です．そのため，このような説明文書を準備しておくとよいでしょう．なお，説明文書の内容は，上記の厚生労働省から発せられている「診療情報の提供等に関する指針」[1] において記載されている内容が非常に参考になります．

説明義務違反と損害賠償責任

a ▶ 説明義務違反と患者に生じた損害との間に因果関係があるとき

　手術などの治療の結果，患者に思いもよらない悪い結果（損害）が発生した際，仮に患者が十分な説明を受けていたならば，当該治療行為を選択しなかった可能性が高い場合，すなわち，説明義務違反と患者に生じた損害（死亡，後遺症が残ったなど）との間に因果関係が認められる場合，患者に生じた損害を賠償する責任を負うことになります．

b 説明義務違反と患者に生じた損害との間に因果関係がないとき

　ここで注意が必要となることは，説明義務違反と治療行為により患者に生じた損害との間に因果関係がなかったとしても（例えば，十分な説明を受けていたとしても当該治療を受けていたと認められる場合，当時の医療水準に照らし当該治療法しかない場合など），必ずしも責任を負わなくてよいとは限りません．説明義務違反により，患者本人が十分に説明を受けた上で治療を選択・同意するという自己決定権が侵害されることはあり得ます．この場合には，自己決定権の侵害に対する損害賠償責任として慰謝料が認められることがあります．

参考文献
1)　厚生労働省：診療情報の提供等に関する方針（平成 15 年 9 月 12 日医政発第 0912001 号）

Q 30 患者がカルテなどの医療記録を入手するには，どのような方法があるのか?

　患者から，医療過誤があると言われています．私は，きちんと治療行為をしましたが，カルテなどの医療記録を開示しろと言われたときにどのように対応してよいかわかりません．そもそも，患者がカルテなどの医療記録を入手しようとする際には，どのような方法で開示の請求がされるのでしょうか．

A 患者は，主に，1．医療機関へのカルテ開示請求，2．裁判所を通じた証拠保全手続き，の2つの手続きを利用し，病院側に存在するカルテなどの医療記録を入手することになります．

弁護士

　患者が，医療機関の過失を疑い，法的な責任の有無を検討する段階において，医療記録を入手する方法は，主に，①患者が，直接，医療機関に対して任意にカルテ開示をするように請求する方法，②裁判所に対して，医療機関に存在する医療記録一式を保全するように申し立てる証拠保全手続き，の2つが考えられます．いずれの方法であったとしても，医療機関としては，真摯に対応することが必要です．また，弁護士などの専門家に相談して対応することも考えましょう．

解　説

- -

医療記録を入手する方法

　患者が医師の医療行為に疑問を持った場合，一体どのような医療行為がなされたのかを知るため，患者はカルテなどの医療記録を入手しようと考えます．しかし，カルテなどの医療記録は，通常，病院側が保管しており，患者が自由に閲覧したりコピーしたりすることはできません（これを「証拠の偏在」ということがある）．そ

こで，患者は主に，1. 任意でのカルテ開示請求，2. 裁判所を通じた証拠保全手続き，の2つの手続きを利用し，病院側に存在するカルテなどの医療記録を入手しようとします．

各手続きの特徴

表1-22に，任意開示（Q31参照）と証拠保全（Q32参照）の手続きについてまとめました．

表1-22 任意開示と証拠保全

	任意開示	証拠保全
毀棄・改ざん	・毀棄・改ざんのおそれあり[*1] ・開示拒否または制限の可能性あり	・毀棄・改ざんのおそれは任意開示に比べて低い ・開示拒否または制限の可能性は，任意開示より低い
開示資料の網羅性・正確性など	・取得できるのは，医療機関から開示された資料のみであり，記録が選別されている可能性あり	・ほぼ網羅的に取得できる ・証拠保全の現場において，原本の確認ができ，疑義がある事項，その場で聴取した内容などを検証調書に記載して証拠化することが可能
取得費用	・カルテの謄写費用，画像のCD-R費用などにとどまることも多く，比較的費用は抑えられる	・任意開示に比べ高い[*2]
取得にかかる時間など	・病院へ行き，カルテ開示の申請手続きをするのみであり，手間は少なく，入手時間も比較的短い[*3]	・準備，申立て，審理，保全手続き，記録の謄写までに手間と時間がかかる[*4]
不開示の際の不利益	・個人情報保護法などによる勧告・罰則などがあり得る	・裁判所からの検証物の提示命令に従わない場合，訴訟において患者の主張する検証物の性状や患者の主張自体が真実であると認められる可能性がある
根拠法	・個人情報の保護に関する法律など	・民事訴訟法

※1 電子カルテを使用している病院では，改ざんの可能性は低いので，手書きのカルテより，患者からの信用は得られやすいといえるでしょう．

※2 申立費用など裁判所に納付する費用・保全した証拠の謄写費用・カメラマンの日当・弁護士費用などが考えられ，高額になることもあります．

※3 一般的に病院に対し患者やその親族が開示の請求をしてから実際に開示までに数週間から1ヵ月程度かかることが多いです．

※4 証拠保全手続きの流れは，証拠保全の申立ての準備→裁判所に対する証拠保全の申立て→裁判所と申立代理人弁護士の面接→裁判所やカメラマンなどとの日程調整→裁判所による保全決定→証拠保全手続きの実施（相手方の病院に証拠保全を実施する旨の連絡がいくのは保全手続き実施の約1～2時間前になる）→収集した証拠の入手（裁判所が作成する）という大まかな流れで手続きが進行します．申立ての準備から実際に証拠が入手できるまで数ヵ月かかることもあります．

患者が利用する手続きへの病院の対応

a 患者の医療機関に対する不信感

　両者の手続きには，以上のような違いがありますが，患者がどちらの方法で病院に存在する医療記録を入手するかは，個別具体的な事情によると思われます．

　患者やその親族が任意カルテ開示の請求や，証拠保全手続きを利用する場合は，病院や医師への不信感や疑問を持っていることが多いでしょう．代理人弁護士を付けて，証拠保全手続きを利用する場合は，その後の訴訟を見据えていることも少なくありません．

b 医療機関の対応

　どのような場合であっても，医療機関としては，患者の不信感を増幅させ，紛争を大きくするような行為はできる限り避けるべきです（Q31，Q32 参照）．改ざんや隠匿，または，そのような行為と捉えられそうな行為はできる限り避け，手続きに協力し，真摯に応じることが必要です．そのような医療機関の対応が，患者側の理解を得て，紛争激化を防止し，早期解決につながることにもなります．

　各手続きにおいて，真摯に対応する必要性は，すでに述べたとおりですが，証拠の開示の範囲，立ち合い時の対応などに困ることもあります．その場合には，迷わず，弁護士などの専門家に相談し，協力して対応することが肝要です．

Q31

患者本人からカルテ開示の請求があったが，どのように対応をすればよいか？

先日，患者本人から，医療ミスがあるなどと言われ，私の治療に対し強い不満を持たれました．後日，その患者本人が来院し，カルテをすべて開示してほしいとカルテ開示の請求をしてきました．カルテ開示の請求に対してどのように対応するべきなのでしょうか．

A

改ざんや隠匿は絶対にしないでください．慌てずに，手続きに協力し，真摯に対応しましょう．

弁護士

突然，患者やその親族から，カルテを開示してほしいとの申請があることがあります．病院や担当した医師は，原則として，これに応じて，開示することになります．もっとも，独断で開示することは，後に紛争を大きくしてしまったり，開示してはいけない相手に開示をしたなどとして余計な紛争を招いたりすることにもなりかねません．カルテの開示の申請があった場合には，慌てずに，弁護士など専門家の意見を聞きながら，慎重に対応しましょう．なお，当然のことですが，後日，改ざんや隠匿が判明すると，患者がより不信感を抱き，さらに大きな紛争となってしまいます．患者に，医療行為の正当性をしっかりと判断してもらうために，改ざんや隠匿は絶対にせず，迅速かつ真摯に対応することが得策です．

解　説

患者本人からのカルテ開示の請求への対応

患者本人からカルテ開示の請求があった場合，厚生労働省が策定した「診療情報の提供等に関する指針[1]」や個人情報保護法に基づき，原則として，患者本人に対して，カルテを開示する義務があるといえます．

したがって，カルテ開示の請求を受けた医療機関は，以下のカルテ開示を拒否で

きる例外的な場合を除き，カルテの開示へ向けて真摯に対応することが望まれます．

診療情報の提供を拒み得る場合[1]

- 診療情報の提供が，第三者の利益を害するおそれがあるとき
- 診療情報の提供が，患者本人の心身の状況を著しく損なうおそれがあるとき

院内にカルテ開示に関する取り決めがある場合

　院内で，あらかじめカルテの開示の手続きに関する取り決めがある場合には，その手続きに従い，開示の手続きを進めていくことになります．そのため，カルテの開示の請求があったからといって，慌てて開示に応じたりまたは拒否したりするのではなく，担当部署や担当者と協議し，院内のカルテの開示手続きを確認し，開示の手続きを履践することが肝要です．

院内にカルテ開示に関する取り決めがない場合

　個人で開業している開業医は，院内にカルテの開示手続きに関する取り決めがない場合が多いと思います．その場合でも，慌てずに，慎重に対応することが肝要です．どのように対応するかについての判断基準としては，「診療情報の提供等に関する指針」[1] が大変参考となります．

　当該指針をよく読み，原則として，患者本人からのカルテ開示請求に応じる必要があるか，例外的に拒否できる場合に該当するか，患者本人以外からの請求である場合に開示する必要があるかなど，慎重に検討し，対応することが望まれます．

　この際，不安であれば，やはり，医師会や弁護士に迅速に相談することも有効な対応となります．

　なお，医療機関としては，カルテの開示手続きなどを定めた情報開示に係る院内の規定を整備しておくべきです．

迅速かつ真摯な対応も忘れてはならない

　患者やその親族が任意にカルテ開示の請求をする場合は，患者が，病院や医師への不信感や疑問を持っていることが多いでしょう（その後の訴訟を見据えていることも少なくない）．その場合，医療機関としても，これ以上不信感を増幅させるような行為はできる限り避けるべきです．改ざんや隠匿はもちろんですが，そのような行為と捉えられる可能性のある行為はできる限り避け，手続きに協力する姿勢を見せて，真摯に応じることが必要です．

また，開示までには，迅速に対応することも重要です．なぜなら，開示までに時間がかかることは，患者側から，何かやましいことがあるのではないか，この機にカルテなどの改ざんをしているのではないかなどのあらぬ疑いをかけられてしまうからです．

　迅速かつ真摯な医療機関の対応が，患者側の理解を得て，紛争の激化を防止することにつながることを忘れてはなりません．

参考文献
1）　厚生労働省：診療情報の提供等に関する指針（平成 15 年 9 月 12 日医政発第 0912001 号）

Q 32

裁判官や弁護士が病院へ来て，カルテなどの資料を開示するように求める証拠保全手続きが行われた場合，どのように対応すべきか？

　患者から，医療過誤があるためカルテをすべて開示しろと言われています．その話を知人にしたら，今後，裁判所を通じてカルテなどの資料一式を出すように求められる証拠保全という手続きが取られるかもしれないと聞きました．証拠保全手続きが行われた場合，どのように対応するべきなのでしょうか．

A

カルテの任意開示（Q31）のときと同様に，手続きには協力し，真摯に対応しましょう．しかし，開示する必要がない書類もあるので，慎重に対応することが必要です．

弁護士　突然，病院にこれからカルテなどの資料（証拠保全申立てに係る決定書の別紙検証物目録に記載されている物件）を保全する手続きを行う旨の決定書が届き，その後，裁判官や裁判所の職員，患者の代理人弁護士やカメラマンが病院に来院し，カルテなどを取得する手続きを行うことがあります．これを，証拠保全手続きといいます．病院としては，必ず，立ち合い，手続きに協力するようにしましょう．

　後日，開示漏れが判明すると，患者がさらに不信感を抱き，より大きな紛争となってしまいます．患者に，医療行為の正当性をしっかりと判断してもらうために，隠匿はもちろん，開示漏れがないよう，真摯に対応をすることが必要です．

解　説

証拠保全手続きはよくあるのか

　前述のとおり（Q30 参照），患者が医師の医療行為に対し疑問を持った場合，まず，患者はカルテなどの医療記録を入手しようと考えます．そのために，任意でのカルテ開示請求をするか，裁判所を通じて証拠保全手続きを利用するかは，患者の意向によります．

　患者側としては，病院側に医療過誤があるのではないのか，病院側がカルテなどの医療記録を改ざんや隠匿するのではないのかと疑う場合も多く，できる限り多くの情報を確実に入手したいと考えます．医療機関が任意にカルテなどの医療記録を開示したとしても，まだ何か重要な証拠を隠しているのではないかと疑われることもあります．

　そのため，患者としては，確実に証拠を入手しようと，証拠保全手続きを利用することを考えます．また，訴訟前の段階での交渉のみならず，後の訴訟まで見据えた場合，なおさら，確実に証拠資料を入手することのできる証拠保全手続きを利用するのです．

　このように，証拠保全は裁判所を利用した手続きであり，前述のとおり（Q30 参照），手続きを利用すると時間や費用面でデメリットがありますが，実際に，証拠保全手続きが利用されることは珍しくはありません．

どのような対応をするべきか

a 証拠保全手続きの開始

　証拠保全手続きが開始されるのは，突然です．何の前触れもなく，裁判所の関係者が，証拠保全手続きをする旨の決定書を直接病院に持参します．その決定書には，証拠保全手続きを行う日時が記載されていますが，その日時は，決定書が届いたおよそ1時間後に設定されていることが多いのです．

　病院としては，突然のことで慌ててしまうでしょうが，落ち着いて，1つ1つ対応すれば問題ありません．

b 証拠保全手続きへの対応

　証拠保全手続きで行われることは，証拠保全手続きの決定書に添付されている別紙検証物目録（図 1-7）に記載されている物件を開示することです．当該検証物目録

検証物目録

○○○○（平成○年○月○日生）の診療（診療科○○）に関して令和○年○月○日から令和○年○月○日までに作成された下記の資料

記

1　診療録（修正・更新履歴を含む.）
2　診断書
3　医師指示票
4　レントゲン写真，CT 画像，その他諸検査画像
5　診療報酬請求書控え
6　採血結果，諸検査記録，諸検査結果記録
7　看護記録
8　院内事故報告書，医師賠償責任保険に関する報告書
9　手術記録，麻酔記録，術中看護記録，手術の同意書，麻酔の同意書，その他各処置・手術のレポート一切
10　他院からの紹介状及び他院への紹介状
11　その他同人の診療に関し作成された一切の資料及び電磁的記録（修正・更新履歴を含む.）

以上

図 1-7　証拠保全手続の決定書に添付されている別紙検証物目録の例

に記載されているものをよく確認し，準備すれば足ります．例えば，電子カルテを利用している場合には，データをプリントアウトし，画像データは，CD–R などにデータを移して渡すことでよいのです．手書きのカルテでは，カルテをカメラマンが 1 枚ずつ撮影することになります．

c　対応の注意点

　患者が，証拠保全手続きを利用する場合，病院や医師へ不信感や疑問を持っていることが多いでしょうし，その後の訴訟を見据えていることも少なくありません．その場合，医療機関としても，これ以上不信感を増幅させるような行為は避けるべきです．そのため隠匿，または，そのような行為と捉えられる可能性のある行為はできる限り避け，手続きに協力し，真摯に応じることが必要です．そのような医療機関の対応が，患者側の理解を得て，紛争激化を防止することにつながることにもなるのです．

　なお，証拠の開示の範囲，立ち合い時の対応などに困ることもありますので，まずは迷わず，顧問の弁護士などの専門家に相談し，協力を得て対応することも肝要です．

すべての医療記録を開示するのか

a 開示を検討すべき書面

　証拠保全手続きでは，決定書の別紙検証物目録記載の物件を準備すればよいと書きましたが，ここで注意していただきたいのが，開示すべきではない書面が存在するということです．すなわち，診療中に発生したヒヤリ・ハット事例や事故について記載した報告書については，まずは開示しないことです．

　この報告書が開示されると，今後，医療関係者は萎縮し，誰も事故報告をしなくなってしまいます．これでは，今後の医療安全のために作成されるべき報告書の意義が失われてしまいます．

b 開示を拒否した場合の裁判所への対応

　もっとも，開示を拒否した場合，裁判所からは，提示命令を発令すべき文書かを判断するために，関係者に事情聴取をしたり，必要に応じて裁判所だけに開示するように求めてくる場合（これを，イン・カメラ手続きという）があります．その場合には，真摯に応じてください．また，裁判所から，開示をしない理由を後日裁判所に文書で出すように求められることもあります．この場合には，地域の医師会や弁護士に相談して，慎重に対応することが必要です．

Q 33
患者の代理人弁護士から，損害賠償を請求する内容の通知書が届いたが，どのように対応すればよいか？

先日，患者の代理人弁護士から，私の治療には過失があるということで，患者のこうむった損害について，賠償金を2週間以内に支払うように書面で通知がありました．支払わなければ，法的な手続きに移行してしまうかもしれませんので，支払うべきか悩んでいます．どのように対応したらよいでしょうか．

A
自ら，応答，交渉の対応などをすることはできる限り控えましょう．まずは，地域の医師会，弁護士などに相談し，専門家を含めた慎重な対応を考えましょう．

患者の代理人弁護士から損害賠償請求などの通知が来た場合，まずは，落ち着いて，内容をよく読み，地域の医師会や弁護士に対応を相談しましょう．専門家と相談し，適切に対応することが，早期かつ適切な解決につながります．

解　説

初動対応

a 患者側からの要求

患者は，カルテなどを入手した後（Q30～Q32参照），入手した資料一式を基に，文献や判例を調査し，必要に応じて協力医の意見を参考に，治療に問題がなかったのか分析をします．その結果，患者本人または代理人の弁護士名義で，医療機関または担当した医師に，書面などで以下のような要求をすることが考えられます．

- 説明会の開催を求めるもの
- 医療機関の見解や対応方針の説明を求めるもの

- 損害賠償金の支払いを求めるもの
- 医師や医療機関の謝罪を求めるもの
- 医療機関へ再発防止策を求めるもの

b 専門家への相談

　この場合，患者側の求めに対して，後々，不要・過剰な責任を負うことがないように適切かつ慎重な対応をすることが求められます．また，患者側の感情をあおるような言動をしてしまうなど，紛争をむやみに大きくしないように配慮することも早期解決には重要です．

　患者側からのどのような要求であっても，適時かつ適切な対応が不可欠となりますので，専門家の意見を聞いて慎重に対応をするということが賢明です．まずは，医師会，弁護士などに相談し，適切な助言を得てから，対応することが必要です．

患者側の要求に対する対応

a 患者側からの損害賠償請求に対する対応

　患者側が，書面にて損害賠償請求，それに加えて謝罪や再発防止策の要求をしてきた場合，患者側で入手したカルテなどの資料一式を分析し，その結果，医療機関側に過失があり，当該過失と生じた損害との間には因果関係があると判断していることが多いです．医療に関する専門的事項についても，患者側には協力医がいると考えて，対応することが必要です．

　そのため，安易・軽率な対応は，医療機関側が不要・過剰な責任を負うことにもつながるため避けるべきであり，示談交渉の段階であっても，以下のような多角的・複合的な視点を持って訴訟を見据えた対応が必要となります．自ら対応することは避け，弁護士を代理人として，慎重な対応をすることが望ましいです．

　早期に代理人として弁護士に依頼することで，患者側との対応窓口を代理人弁護士に一任できるので，時間的にも精神的にも有益となります．

- 証拠の確認
- 証拠に基づく事実の確認
- 確定した事実に対する医学的評価
- 第三者の専門医の見解
- 証拠に基づき確定した事実に対する医学的評価を踏まえた法的評価
- 損害の算定

- 取り得る法的手段の検討
- 今後の見通しを踏まえた対応の検討
- 保険対応の可否

b 説明会の開催の要求

①専門家に相談することの重要性

　上述のとおり，損害賠償請求，謝罪や再発防止の要求は，患者側が，医療機関の有責を前提に請求しますので，医療機関としては慎重に対応することが求められます．

　また，説明会の開催の要求については，損害賠償請求がされる前の段階で求められることが多く，患者側が不明点について説明をしてほしいと求めるものにすぎず，責任追及の場ではないと決めつけて安易に対応してはいけません．

　患者側が説明会の開催を求める目的は，事実や不明な点を明確にするという点のみならず，今後の示談交渉，訴訟などを見据えた証拠や情報を収集する点にもあります．そのため，後々，あらぬ責任を負うことがないよう，説明を求める申し入れであっても，自ら対応することは避け，地域の医師会，弁護士などに相談し，慎重に対応をすることが必要です．

②説明会の開催を求める申し入れに対する対応

　説明会の場で，担当医から，患者やその家族に直接口頭にて説明することが，双方の信頼関係の回復・再構築に資することはあります．患者およびその家族の願いは，原因究明および再発防止にあるということも多く，説明会の場で，疑問点や問題点を相互に検討し，再発防止のための意見交換を行うことが相互不信による紛争の発生・激化および長期化を防止し，信頼回復を図ることにつながることもあります．そのため，患者側からの説明会の要求は，前向きに検討すべきです．

　しかし，事案によっては，説明会が医療機関に対する糾弾の場になることが懸念されることもあり，むしろ，説明会の開催によって，紛争が激化し，解決から遠ざかってしまうこともあります．弁護士などの専門家と相談し，そのような事態が懸念される場合には，説明会の開催について拒否することも考えるべきです．この場合であっても，患者側に対する真摯な対応が患者側からの信頼回復につながり，紛争の早期解決になることもありますので，患者側の不明点について書面による質疑応答をするなどの代替手段を考え，患者側の求めに応じることを検討する必要があります．

▶ **税　務**

Q 34 診療報酬請求と収入計上はいつ行うのか?

　診療行為を行った月末から翌月にかけてレセプトの請求をし，診療月の翌々月に国民健康保険団体連合会，社会保険診療報酬支払基金などから支払いを受けますが，診療報酬請求の収入は個人開業医の課税所得の計算上，いつ収入に計上すべきでしょうか.

A それぞれ診療を行ったときにすれば大丈夫です.

　診療報酬請求の収入の計上時期は，診療行為などの役務の提供を完了したときとされています. したがって，国民健康保険団体連合会，社会保険診療報酬支払基金などからの支払時期やレセプトの請求を行った日に関わらず，診療行為を行ったときが計上時期となります（所得税基本通達36-8〔5〕）.

解　説

　社会保険診療報酬の支払いは，その月の診療点数を翌月10日までに請求した場合（いわゆるレセプト請求），国民健康保険団体連合会，社会保険診療報酬支払基金などから請求した月の翌月20日前後となっています（図1-8）. したがって，開業初月を除き，2ヵ月分の医業未収金を計上することになります.

　実際には，診療点数を計算して行った請求金額と国民健康保険団体連合会，社会保険診療報酬支払基金などから支払われる振込金額との差異が生じることがありますが，その原因には2つの理由があります.

1. 個人開業医は，診療報酬に所得税が源泉徴収されるためです（所得税法204条1項3号）.

　　診療報酬額の計算式：（その月分の社会保険診療報酬金額 − 20万円）× 10.21%

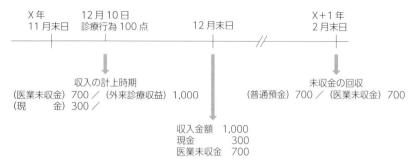

図 1-8　診療から診療報酬の支払いまでの流れ

※1　患者3割負担の被保険者を前提とし，勘定科目は，病院会計準則に従うものとする.
※2　源泉所得税はないものとする.

　こちらの源泉徴収がされるのは，社会保険診療報酬支払基金から支払われる診療報酬のみであり，国民健康保険団体連合会から支払われる診療報酬については源泉徴収されません．これは，源泉徴収に関する条文が「社会保険診療報酬支払基金が支払う診療報酬」と限定列挙になっているからです．また，この源泉徴収が必要なのは，個人開業（医科・歯科含む）の場合であり，医療法人の場合には源泉徴収されることはなく，全額が振り込まれます．

2. 診療報酬を請求する書類に不備がある場合に，国民健康保険団体連合会，社会保険診療報酬支払基金から「返戻」や「減点」の処置が取られます．返戻では医療機関にレセプトが差し戻され，減点では請求額が減額されます．これらの処置が取られた場合に，医療機関が診療報酬の請求をした金額と実際に振り込まれる金額が異なることになります．

　なお，差し戻された場合には，修正して再提出が必要です．また，再提出できるのは翌月以降となり，さらに，再審査請求は原則6ヵ月以内に行わなければなりません（表1-23）．つまり，入金が最短でも1ヵ月以上遅れることになるため，このレセプト請求で不備が生じないよう細心の注意を払う必要性が高いといえます．

表 1-23　再審査の申出（条文）

(参考)
　社会保険診療報酬支払基金に対する再審査の申出について
　昭和 60 年 4 月 30 日保険発第 40 号　庁保険発第 17 号
厚生省保険局保険課長・社会保険庁医療保険部健康保険課長・社会保険庁医療保険部船員保険課長
から都道府県民生主管部（局）保険主管課（部）長あて
社会保険診療報酬支払基金（以下「支払基金」という）における診療報酬請求書の再審査については，
関係法令等に従い実施されているところであるが，支払基金における迅速な再審査処理と支払事務の
円滑な実施をさらに促進するため，再審査の申出に当たっては，特に下記の事項に配意され，適正な
実施に努められたい．
　なお，これにつき，貴管下の健康保険組合及び保険医療機関等に対しても周知指導方，特段の御配
意を願いたい．
記
1　支払基金に対する再審査の申出はできる限り早期に行い，支払基金が定めた申出期間（原則 6 ヵ
月以内）を遵守するよう努められたいこと．
2　同一事項について同一の者からの再度の再審査申出は，特別の事情がない限り認められないもの
であるので，留意されたいこと．

Q 35 自由診療が増えると税務的にどのような影響があるのか?

　開業当初は，保険診療中心の診療行為を行っていましたが，患者のニーズを取り入れるべく自由診療も行うようになり，自由診療の収入が増えるようになりました．これによって，税務的に何か問題になったり，影響が出たりするのでしょうか．

A 自由診療は，税務上消費税の課税取引になりますので，年間 1,000 万円以上ある場合は，注意が必要です．

　自由診療とその他の消費税の課税取引が年間 1,000 万円以上になると，その年（医療法人の場合，事業年度）の翌々年（翌々事業年度）から消費税の課税事業者に該当することになりますので，消費税の納税義務が発生します．

解　説

　自由診療とは，保険が適用されない診療のことで，厚生労働省が承認していない治療や薬を使うと自由診療となり，治療費がすべて自己負担となります．

　消費税の課税対象は，「国内において事業者が事業として対価を得て行う資産の譲渡等および外国貨物の引き取り」です．主に 4 つの要件があります．1. 国内において，2. 事業者が事業として，3. 対価を得て，4. 資産の譲渡等および外国貨物の引き取り，です．

　開業医に置き換えて，考えてみてください．まず，1. は，日本で開業して診療行為を行っていれば，国内において行うことになるので該当します．次に，2. は，開業医も事業者で，事業として診療行為を行うのでこちらも該当します．3. は，患者や社会保険診療報酬支払基金などから対価を得て診療行為を行いますので，該当します．最後に，4. については，資産の譲渡等の「等」の中には，サービスの提供が含まれています．つまり，これらのすべての要件におおむねのケースが該当します

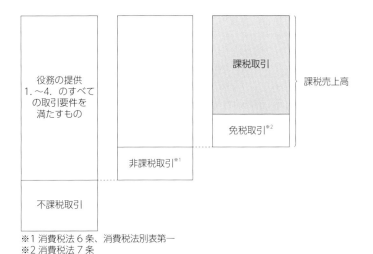

※1 消費税法6条、消費税法別表第一
※2 消費税法7条

図1-9　消費税法の仕組み（イメージ）

ので，消費税の課税対象となります（図1-9）．

しかし，保険診療報酬については，消費税が課税されないのはなぜでしょうか．それは，消費税法には，非課税に関する規定があるためです．主な非課税取引は，以下のとおりです（消費税法別表第一（6条関係）．詳細省く）．

- 土地の譲渡および貸付け
- 有価証券等の譲渡
- 支払手段の譲渡
- 預貯金の利子および保険料を対価とする役務の提供等
- 日本郵便株式会社などが行う郵便切手類の譲渡，印紙の売渡し場所における印紙の譲渡および地方公共団体などが行う証紙の譲渡
- 商品券，プリペイドカードなどの物品切手等の譲渡
- 国等が行う一定の事務に係る役務の提供
- 外国為替業務に係る役務の提供
- 社会保険医療の給付等
- 介護保険サービスの提供
- 社会福祉事業等によるサービスの提供
- 助産
- 火葬料や埋葬料を対価とする役務の提供

- 一定の身体障害者用物品の譲渡や貸付け
- 学校教育
- 科用図書の譲渡
- 住宅の貸付け

このうち，「社会保険医療の給付等」が保険診療報酬になりますので，非課税扱いとなり，消費税が発生しません．

理論的な考え方としては，次のとおりです．保険診療報酬は，1. 国内において行われ，2. 開業医または医療法人が事業として行い，3. 保険診療という対価を得て，4. 診療行為というサービスの提供を行いますので，消費税の課税の対象になりますが，非課税の規定に該当しますので，非課税取引となります．

また，自由診療のような課税取引に該当した場合には，輸出取引の免税に関する判定を行う必要がありますが，これは，商品の輸出や非居住者に対するサービスの提供などが該当しますので，開業医または医療法人においては，あまり適用されることがありません．（図1-9）．

Q 個人的な経費はどこまで認められるのか?

36

個人的な経費と事業にかかった経費との区分が微妙な領収書がありますが，これらの領収書は，経費として認められるのでしょうか．

A 診療報酬を得るために直接に要する費用などは，必要経費に算入できます．

税理士 税務上は，個人開業医の場合，総収入金額（診療報酬）を得るため直接に要した費用の額およびその年における販売費，一般管理費その他これらの所得を生ずべき業務について生じた費用が，必要経費として認められます（所得税法37条）．

解　説

所得税法37条においては，「〜必要経費に算入すべき金額は，別段の定めがあるものを除き，これらの所得の総収入金額に係る，1. 売上原価その他当該総収入金額を得るため，2. 直接に要した費用の額およびその年における，3. 販売費，一般管理費その他これらの所得を生ずべき業務について生じた費用（償却費以外の費用でその年において債務の確定しないものを除く）の額とする」と規定されています．

まず，開業医について，1. は，薬品を販売する場合における薬の原価がこれに当たりますが，これは薬局で行う場合がほとんどかと思いますのであまり該当するものはありません．次に，2. についてですが，診察中に薬を使って診療行為を行う場合の薬代などが当てはまるかと思います．最後に，3. が，一番経費に算入すべきか悩む部分かと思います．この3. については，交際費と家事関連費の大きく2つに分けて，考えてみます．

まず，交際費については，所得税法において交際費の定義はなく，支出した費用が事業上必要だと認められれば，事業所得の計算上，必要経費に算入できます．所得税法における必要経費は，所得を得るために必要な活動として支出した飲食費や贈答代，ゴルフプレー代など制限なく必要経費として算入できます（医療法人の場

合は交際費という概念が存在し，税務上の中小法人の場合は年額 800 万円を限度とし，大法人の場合は交際費は認められません）．

　ただし，交際費の領収書には，誰と食事したのか，参加人数，目的といった情報を記録し，事業の経費性を説明できないとなりません．

　一方，家事関連費については，「その経費の支出が業務の遂行上必要であり，かつ，その必要である部分を明らかに区分することができる場合におけるその明らかな部分」が認められます．以下に例示をいくつかあげてみます．

①自宅の 1 階で開業している場合

　固定資産税，水道光熱費などは，床面積按分などの合理的な方法により，クリニック部分の金額を必要経費に算入できます．リフォーム代は，修繕する部分が全額クリニック部分であれば，全額必要経費に算入できます．全体に係るリフォームであれば，床面積などの合理的な基準により按分することが必要となります．

②配偶者との旅行

　配偶者もクリニックの一員の場合，経費として計上できると考えられるかもしれませんが，単なる家族旅行としての性格が強く，必要経費に算入することが難しいです．ほかのスタッフも一緒に参加する旅行であれば，一定の要件のもと，必要経費に算入できるかと思います．こちらについては，過去の裁決事例を記載しておきます（表 1-24）．

表 1-24　配偶者との旅行における裁決事例

請求人の従業員は，青色事業専従者である配偶者のみであるところ，従業員などのレクリエーションのため慰安旅行をし，福利厚生費として処理したが，サラリーマン家庭が行う通常の家族旅行と何ら異なる点は認められないとして否認した事例

　請求人は，本件慰安旅行費用のうち，請求人および事業専従者である配偶者に要した費用は，従業員などのレクリエーション費用として必要経費の額に算入される旨主張するが，[1] 本件旅行は，家族 4 人のみで毎年 8 月に，配偶者および子女の都合・希望を聞いて実施されており，サラリーマン家庭が行う通常の家族旅行と何ら異なる点は認められないことおよび [2] 本件以外にも同様の旅行を実施しているのに，本件旅行費用のみ必要経費になるとした理由も明らかでないことから，本件旅行は，ほかの企業が実施している従業員のための慰安旅行と変わらないという請求人の主観的理由のみで事業に関連性を持たせ，必要経費に該当すると判断したにすぎず，客観的にみて事業遂行上必要なものであるかが明らかでなく，通常の家族旅行との相違点も認められないため，家事上の経費と判断するのが相当である．

平成 3 年 11 月 19 日裁決

（裁決事例集 No.42，44 頁）

③車両費

　所有している車両の購入費に係る減価償却費，ガソリン代，車検代，税金などの諸経費ですが，家事用と事業用の明確な区別をしていれば，事業用に係る経費部分は，必要経費に算入できます．合理的な按分方法としては，走行距離などによる按分などの方法があります．

④医師会，歯科医師会の会費，組合費

　クリニック，病院の業務遂行上直接必要な経費として考えられるものは，必要経費として算入できます．なお，同窓会の費用などは，必要経費にならない可能性が高いです．

⑤子どもの教育費など

　子どもの医学部の入学金，授業料などについては，事業所得を得るために直接要する費用などではありませんので，必要経費にはなりません．

Q37 医師でない妻に給与を支払った場合，給与が経費として認められるのか？

一緒に暮らしている妻は，医師免許がないのですが，雑務などをいろいろと手伝ってもらっているので，給与を支払ってもよいのでしょうか．

A 青色事業専従者給与により，支給することが可能です．

税理士 原則的には，生計を一にしている配偶者または親族へ支払った給与は，必要経費に算入することができませんが，青色事業専従者給与の適用要件に該当する場合には，仕事の実態に応じて支給される適正な給与額であれば，支給することが可能です．

解　説

- -

青色事業専従者給与

青色事業専従者給与とは，青色申告者が事業に携わっている家族に対する報酬を控除できるものです．白色申告の事業専従者控除が配偶者 86 万円，そのほかの親族は 50 万円と決められているのに対して，青色事業専従者給与は金額が決められていないため，妥当性のある報酬を設定することができます．

青色事業専従者給与の控除を受けるためには，「青色事業専従者給与に関する届出書」というものを管轄税務署に提出しなければなりません．要件および提出期限などは，以下のとおりです．

青色事業専従者給与として認められる要件

1. 青色事業専従者[*1] に支払われた給与であること．

[*1]　次の要件のいずれにも該当する人
- （ア）青色申告者と生計を一にする配偶者そのほかの親族であること
- （イ）その年の 12 月 31 日現在で年齢が 15 歳以上であること
- （ウ）その年を通じて 6ヵ月を超える期間（一定の場合には事業に従事することができる期間の 2 分の 1 を超える期間），その青色申告者の営む事業にもっぱら従事していること

2.「青色事業専従者給与に関する届出書」を納税地の所轄税務署長に提出していること.

提出期限は，青色事業専従者給与額を算入しようとする年の3月15日（その年の1月16日以後，新たに事業を開始した場合や新たに専従者がいることとなった場合には，その開始した日や専従者がいることとなった日から2ヵ月以内）までです．この届出書には，青色事業専従者の氏名，職務の内容，給与の金額，支給期などを記載することになっています．

また，専従者が増える場合や，給与を増額する場合など，届出書の内容を変更するためには，「青色事業専従者給与に関する変更届出書」を遅滞なく納税地の所轄税務署長に提出していること.

3. 届出書に記載されている方法により支払われ，しかもその記載されている金額の範囲内で支払われたものであること.

4. 青色事業専従者給与の額は，労務の対価として相当であると認められる金額であること．なお，過大とされる部分は必要経費とはなりません．

それでは，労務の対価として相当であるというところについてですが，具体的な明記がない分，判断が難しいことになります．妻ではありませんが，自分の娘に支払われた青色事業専従者給与の適正額について，争われた裁判例[2]によると，県下の税務署管内の類似業者（クリニック経営の医師）の11名ないし18名の専従者給与の平均額に，三女（無資格者）の勤務した日の割合を乗じた金額をもって適正専従者給与額を推計したことには合理性があると主張した事例があります．こちらについては，もともとクリニックにおいて一般事務に従事した報酬として，青色事業専従者給与を支給しているが，三女がほかのアルバイトを開始後，かえって支給額が増加しているなどの事情を考慮し，給与額は，提供された労務の実態を反映したものではないとされたものです．

医療法人の役員報酬について

医療法人の場合は，青色事業専従者給与という概念はありません．配偶者に，給与を支払うためには，理事に就任して，役員報酬として支給する方法と，従業員として，勤務実績に応じて，支払う方法があります．役員報酬とする場合には，ほか

＊2　名古屋高判平成13年12月25日（税務訴訟資料 第251号 順号9043）

の理事や監事などの役員と同様に以下のいずれかに該当しないものの額は損金の額に算入されません.

1. 定期同額給与
2. 事前確定届出給与
3. 業績連動給与

ただし, 1. 〜3. に掲げる給与のいずれかに該当するものであっても, 不相当に高額な部分の金額は, 損金の額に算入されません.

不相当に高額な部分

この不相当に高額な部分とは, 次の区分に応じてそれぞれの金額とされ, そのいずれにも該当する場合にはそのうち多い金額となります.

1. 形式基準

定款の規定または社員総会などの決議により報酬の支給限度額を定めている法人の各事業年度において支給した報酬の額の合計額がその支給限度額を超える場合には, その超える部分の金額

2. 実質基準

法人が各事業年度においてその役員に支給した報酬の額が, その役員の職務の内容, その法人の収益やその使用人に対する給料の支給の状況および同様の事業を営む類似法人の役員に対する報酬の支給状況などに照らし, その役員の職務に対する対価として不相当に高額である場合には, その不相当に高額な部分の金額

1. は, 報酬の支給限度額を社員総会などで定め, それを超えているような場合には, 認められないというものなので, 不相当に高額か否かはわかりやすいのですが, 2. については, 少しあいまいな表現となっているので, 配偶者ではありませんが, 親族に対する役員報酬という意味では同じなので, 参考までに具体的な裁判例を記載します (表 1-25).

表 1-25　報酬における裁決事例

【過大役員報酬／医療法人の非常勤役員における適正報酬額】

1　本件は，医療法人である原告が，3 事業年度につき，それぞれ役員に対して支給する報酬の額を損金の額に算入して所得の金額を計算し確定申告をしたところ，小林税務署長が，上記報酬の額には「不相当に高額な部分の金額」があるから上記報酬の額のうち当該部分の金額を損金の額に算入することはできないなどとして，それぞれ更正処分等をしたことに対し，原告が，上記の報酬の額はいずれも相当なものであるから上記各更正処分等はいずれも違法である旨を主張して，上記各処分の取消しを求めた事案である．

2　原告は，臨時社員総会において報酬の限度額を定めており，形式基準によれば，本件各報酬額につき「不相当に高額な部分の金額」が存するとはいえない．

3　本件各事業年度における原告の理事長甲の姉である丙理事の夫戊の職務の内容に照らせば，戊は非常勤の理事であって，証拠上遂行したことを具体的に認定することができる職務に係る報酬としては，基本的には，社員総会の出席および建設等の一定の準備作業にそれぞれ見合う程度のものが相当であるというべきである．

4　戊の遂行した職務の内容については，本件各事業年度を通じて，医療法人の非常勤の理事として一般的に推認される範囲を超えるものであったとは認められず，本件各事業年度における戊の適正報酬額は，いずれも認定判断した類似法人における非常勤の理事に対する平均報酬額を超えるものとも直ちに認め難いというべきである．そして，本件各事業年度における原告の収益およびその使用人に対する給料の支給の状況からしても，上記の判断が特に不合理であるとみるべき事情はうかがわれない．

5　本件全証拠をもってしても，本件各事業年度において戊が原告に対して提供した情報ないし意見等について，それらが原告の主張するような特殊な性質のものであったことを十分な具体性をもって認めるには足りないから，原告の上記主張はその前提を欠くものというべきである．

6　また，原告は，事業に対する情報および意見の提供の時期および期間とこれに基づきなされた事業の収益の実現時期については，相当期間内でこれを対比して報酬の相当性を判断すべきであるとし，原告の事業の開始発展における戊の貢献を本件各事業年度の戊の報酬について考慮すべきである旨を主張する．しかし，すでに終了した事業年度における職務の遂行によって生じたいわゆる業績を後の事業年度における報酬の額を定めるにあたり考慮することには，慎重であるべきである．

7　本件各報酬額について，「不相当に高額な部分の金額」は，X1 年については 4,121 万円，×2 年については 2,084 万 1,042 円および×3 年については 1,216 万 5,556 円であると認められ，上記各金額は，原告の本件各事業年度の所得の金額の計算上，損金の額に算入することができない．

（東京地判平成 22 年 6 月 8 日，税務訴訟資料 第 260 − 93〔順号 11449〕）

弁護士アドバイス

　　医療法人の役員報酬については，定款に定めがないときは，社員総会の決議によって定める必要があり，社員総会の決議を経ずに理事や理事会のみで勝手に報酬を決めることはできませんので注意が必要です．なお，社員総会の決議では，理事（または監事）全体の報酬総額を決めることでも足ります．その場合，個々の理事（または監事）の報酬については，理事会（または監事間の協議）などによって決められることが多いと思われます（Q58 参照）．

Q 38 社会保険診療報酬を 5,000 万円以下にしたほうがよい理由はあるのか?

社会保険診療報酬を 5,000 万円以下にしたほうが税金的によいと聞きましたが，なぜなのでしょうか.

A 概算経費の特例を選択することができます.

税理士　社会保険診療報酬が年間 5,000 万円以下である医院，歯科医院を営む個人または医療法人については，社会保険診療報酬に係る経費を概算で計算した経費（以下，概算経費）と実額経費のうち，いずれか有利な金額を適用することができるという制度です（租税特別措置法 26 条）.

解　説

概算経費の計算方法は，表 1-26 のとおりです．例えば，社会保険診療報酬 4,500 万円のみの開業医の場合，4,500 万円 × 57% + 490 万円 = 3,055 万円の概算経費が計上できます．実額経費が，これ以下の場合は，概算経費を選択したほうが得になりますので，4,500 万円 − 3,055 万円 = 1,445 万円が所得金額となります.

ただ，実際には，社会保険診療報酬だけという開業医はほとんどいないかと思われますので，自由診療収入も考えなければなりません．社会保険診療報酬と自由診療収入などの合計額である総収入金額が 7,000 万円を超える場合は，社会保険診療報

表 1-26　概算経費の速算表

年間の社会保険診療報酬（A）		概算経費
2,500 万円以下		(A) × 72%
2,500 万円超	3,000 万円以下	(A) × 70% + 50 万円
3,000 万円超	4,000 万円以下	(A) × 62% + 290 万円
4,000 万円超	5,000 万円以下	(A) × 57% + 490 万円

収入割合による計算

$$\frac{自由診療の収入金額}{\left\{\begin{array}{c}社会保険窓口収入\\+社会保険診療報酬（振込額）\\+自由診療収入\end{array}\right\}} \times 100 \times 調整率 = 自由診療割合$$

診療実日数割合による計算

$$\frac{自由診療実日数}{\left\{\begin{array}{c}社会保険診療実日数\\+自由診療実日数\end{array}\right\}} \times 100 = 自由診療割合$$

調整率

診療科目	調整率
眼科，外科，整形外科	80%
産婦人科，歯科	75%
上記以外（美容整形外科を除く）	85%

図 1-10　自由診療割合の算出方法

酬がたとえ 5,000 万円以下であっても，概算経費の特例の選択適用が認められません．

また，この制度は，継続適用が要件とはなっておりませんので，毎年有利な方法で申告することができます．

さらに，医薬品を仕入れたときの医薬品会社から受け取るリベートは，雑収入として総収入金額に入り，上記 7,000 万円の判定に影響を与えますので，注意が必要です．

社会保険診療報酬と自由診療収入がある場合の経費の計算については，必要経費を社会保険診療報酬と自由診療収入のそれぞれにかかる固有経費と全体にかかる共通経費とに分けて，共通経費に自由診療割合を乗じて，自由診療収入にかかる必要経費の計算を行います（図 1-10）．

具体例で租税特別措置法 26 条の適用について確認しましょう．

A クリニック

社会保険診療報酬	40,000 千円
自由診療収入	15,000 千円
雑収入	1,000 千円
共通経費合計額	30,000 千円
事業税（区分可能経費）	80 千円
調整率（眼科）	80%

【実額の計算】
総収入金額＝社会保険診療報酬 40,000 千円＋自由診療収入 15,000 千円＋雑収入 1,000 千円
　　　　＝ 56,000 千円
所得金額＝ 56,000 千円（総収入金額）－必要経費 30,080 千円
　　　　＝ 25,920 千円
【租税特別措置法 26 条適用】
実額計算による所得金額 25,920 千円－（租税特別措置法必要経費差額）
【租税特別措置法必要経費差額の計算】
収入割合＝ 15,000 千円／55,000 千円× 100 × 80％
　　　＝ 21.818…％→ 21.82％（少数点以下第 3 位まで算出し，第 3 位を四捨五入）
・自由診療収入に係る経費
30,000 千円（共通経費）× 21.82％＋ 80 千円（事業税）
＝ 6,626 千円
・保険診療報酬にかかる経費
30,080 千円－ 6,626 千円＝ 23,454 千円
・租税特別措置法 26 条による社会保険診療報酬分の経費
40,000 千円× 62％＋ 2,900 千円＝ 27,700 千円
23,454 千円（実額）＜ 27,700 千円（概算経費）
　　　　　　　　　　　∴ 4,246 千円租税特別措置法計算のほうが有利になります．

　図 1-11 に実際に個人事業の開業医の確定申告書に添付する青色申告決算書の雛型
を掲載します．

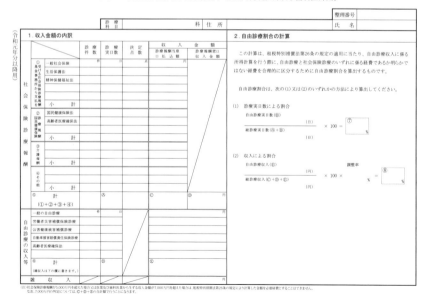

図 1-11（a）　青色申告決算書①と②

3．必要経費の内訳

(1) 自由診療分

イ　一般経費分

原価＋「経費の総額」（決算書の「損益計算書」の④＋⑤）　□円　－　自由診療分と社会保険診療分とに明確に区分できる経費の総額　ⓐ □円　×　自由診療割合（表面の⑦又は⑧）　□%　＋　左のⓐのうち自由診療分に係る経費の金額　□円　＝　自由診療分の原価及び経費の合計額　A □円

（注）ⓐの欄には、事業税のようにいずれの収入に係る経費であるかの区分が明らかな経費の総額を記載します。

ロ　特典経費分

(イ) 専従者給与

専従者給与の金額（決算書の「損益計算書」の㊳）　□円　×　自由診療割合（表面の⑦又は⑧）　□%　＝　自由診療分の専従者給与額　B □円

(ロ) 一括評価による貸倒引当金繰入額

12月31日現在の自由診療分の一括評価による貸倒金額の合計額　□円　×　55／1,000　＝　自由診療分の一括評価による貸倒引当金繰入額　C □円

(ハ) 退職給与引当金勘定への繰入額

退職給与引当金勘定への繰入額（決算書の「貸借対照表」の⑲）　□円　×　自由診療割合（表面の⑦又は⑧）　□%　＝　自由診療分の退職給与引当金勘定への繰入額　D □円

（注）個別評価による貸倒引当金繰入額等のある方は、税務署にお尋ねください。

(2) 保険診療分

イ　一般経費分

原価＋「経費の総額」（決算書の「損益計算書」の④＋⑤）　□円　－　自由診療分の原価及び経費の合計額（Aの金額）　□円　＝　社会保険診療分の原価及び経費の合計額　E □円

ロ　特典経費分

専従者給与の金額（決算書の「損益計算書」の㊳）　□円　－　Bの金額　□円　｝　＋　退職給与引当金繰入額　□円　－　Dの金額　□円　＋　一括評価による貸倒引当金繰入額（決算書の「貸借対照表」の⑲）　□円　－　Cの金額　□円　－　一括評価による貸倒引当金繰入額　□円　－　自由診療分の一括評価による貸倒引当金繰入額　□円　＝　社会保険診療分の特典経費の合計額　F □円

赤字の場合は0とする。

(3) 租税特別措置法第26条の規定による社会保険診療分の経費の額

右の速算表から社会保険診療報酬の金額に応じたⓒ率及びⓓ加算額を次の算式に当てはめて計算してください。

社会保険診療報酬（表面の⑥）　□円　×　速算表のⓒ率　□%　＋　速算表のⓓ加算額　□円　＝　租税特別措置法第26条の規定による必要経費の金額　G □円

(4) 社会保険診療分の経費と租税特別措置法第26条による金額との差額

租税特別措置法第26条の規定による必要経費の金額（Gの金額）　□円　－　社会保険診療分の原価及び経費と特典経費の合計額（E＋Fの金額）　□円　＝　差額　H □円

（注）Hの金額を決算書の「損益計算書」の「所得金額㊸」欄の下の余白に「措置法差額○○○円」と記載し、その金額を控除して所得金額を計算し、記載してください。

　　　併せて、申告書B第二表の「○特例適用条文等」欄に「措法26」と記入してください。

　　　この場合、青色申告特別控除の限度額は、租税特別措置法第26条の適用を受けた所得を除いたところで計算しますのでご注意ください（この計算に当たっては「記載要領」を読んでください）。

【速算表】

社会保険診療報酬	概算経費額	
	ⓒ率	ⓓ加算額
2,500万円以下	72%	― 円
2,500万円超　3,000万円以下	70%	500,000円
3,000万円超　4,000万円以下	62%	2,900,000円
4,000万円超　5,000万円以下	57%	4,900,000円

図 1-11（b）　青色申告決算書③

Q39 消費税は，いつから払わなければならないのか?

開業して2年目ですが，今のところ消費税を納めることがありません．いつから消費税を納める必要が出てくるのでしょうか．

A 開業2年目から消費税を納める可能性が生じます.

原則的には，前々年（医療法人の場合は，前々事業年度）の課税売上高（保険診療は含まれない）が1,000万円を超える場合は，消費税の納税義務が発生します．その他，前年の1月1日から6月30日までの期間（医療法人の場合は，前事業年度開始の日以後6ヵ月の期間）の課税売上高が1,000万円を超える場合は，消費税の納税義務が発生します．

解　説

消費税の納税義務（基準期間における課税売上高による判定）

課税売上高が1,000万円を超えた年の翌々年（医療法人の場合は，翌々事業年度）から消費税の課税事業者に該当することになりますので，消費税を納税する義務が発生します．したがって，課税売上高が1,000万円を超えてからすぐに消費税を納めなければならないというものではありません（図1-12）．

x1年 12月末日	x2年 12月末日	x3年 12月末日	x4年 12月末日
↓		課税売上高が1,000万円を超えてから、翌々年（翌々事業年度）から消費税の課税事業者	
課税売上高1,000万円超			
免税事業者	免税事業者	課税事業者	

図1-12　納税時期①

| | x1年
1月1日 | x1年
6月末日 | x1年
12月末日 | x2年
12月末日 |

図 1-13　納税時期②

消費税の納税義務（特定期間における課税売上高または給与等支払額の合計額による判定）

　前々年（医療法人の場合は，前々事業年度）の課税売上高が1,000万円以下または前々年（医療法人の場合は，前々事業年度）自体がない場合には，必ず消費税が免除されるかというとそういうわけではありません．この場合も，前年の1月1日から6月30日までの課税売上高（または給与支払額）が1,000万円を超える場合には，その年から消費税の課税事業者となります（図1-13）．

　この場合の給与支払額についてですが，所得税の課税対象とされる給与，賞与などが該当し，所得税が非課税とされる通勤手当，旅費などは該当せず，未払額は含まれません．なお，出向契約に基づき出向先事業者が出向元事業者に対して支払う給与負担金については，出向する使用人に対する給与を出向元事業者が支払い，その支払明細書を出向元事業者が交付する場合には，出向元事業者の給与支払額となるため，出向先事業者における特定期間の給与支払額には該当しません．

消費税の納税義務（特定新規設立法人による判定）

　法人の場合には，消費税の納税義務の判定上，新設法人については，資本金の額または出資の金額が1,000万円以上であるかどうかにより判定することとされています．つまり，株式会社の場合，新設1年目であっても，資本金を1,000万円としてしまうと，初年度から消費税の課税事業者となります．それでは，これを医療法人（持分の定めのない社団医療法人）のケースで考えると，どのようになるかというと，結論から言うと，最初に拠出する基金（株式会社でいう資本金に類似するもの）は，消費税の納税義務の判定に使う資本金の額または出資金の額には該当しません．したがって，設立1年目は，必ず消費税の免税事業者となります．理由としては，株

式会社の株主は，その有する株式の引受価額を限度とした有限責任を負う一方で，次の1.〜3.までの権利を有しています.

1. 剰余金または利益の配当を請求する権利
2. 残余財産の分配を受ける権利
3. 株主総会における議決権または持分会社の業務を執行する権利

　一方，持分の定めのない社団医療法人における基金の拠出者は，医療法施行規則の規定および医療法人との間の合意に基づき返還を受ける権利を有しているものの，有限責任を負っているものではなく，上記1.〜3.までの権利は有していないこととされています.

　また，持分の定めのない社団医療法人は，拠出者に対して基金の返還義務を負っているとともに，基金は破産手続き開始の決定を受けた場合，拠出者において約定劣後破産債権とされることから，債務と同様の性質を有しているものと認められます.

　したがって，基金の拠出者にとって，基金への拠出額は，出資金の額には該当しないものと考えられます.

　開業，医療法人設立を検討し，課税事業者となるときに，これらの複雑な消費税の納税義務判定を踏まえた上で，それに備えてタックスプランニングをする必要があります.

Q 40 医師特有の節税制度はあるのか?

働き方改革の推進の一環で新しい医師特有の節税制度ができたと聞いたのですが，どのような制度なのでしょうか.

A 「医師及びその他の医療従事者の労働時間短縮に資する機器等の特別償却制度」などがあります.

税理士 青色申告書を提出する法人または個人で医療保健業を営む者は，器具および備品ならびにソフトウエアであって，医師およびそのほかの医療従事者の勤務時間の短縮またはチーム医療の推進に資する未使用の勤務時間短縮用設備等のうち，一定の要件を満たすものについては，普通償却限度額に加え，特別償却（当該設備などの取得価額の 15%に相当する金額）を計上できます.

解　説

医師等の労働時間短縮に資する機器等の特別償却制度

近年，医師の過重労働が問題となっており，月 80 時間を超えて時間外労働を行う者が約 4 割という調査もあるため，労働時間の短縮をはじめとした働き方改革が強く求められています. 医師特有の節税制度については，いくつかありますが，そのうちの 1 つである「医師及びその他の医療従事者の労働時間短縮に資する機器等の特別償却制度」について，詳細を説明します.

ⓐ 制度の概要

青色申告書を提出する法人または個人で医療保健業を営む者（以下，対象者）が，勤務時間短縮用設備等を取得または制作して，対象者が営む医療保健業の用に供した場合は，当該設備等について，普通償却限度額に加え，特別償却限度額（当該設備等の取得額の 15%に相当する額）まで償却することを認めるものです.

b 医療機関における手続きなど

　対象者が開設する医療機関は，その所在地の属する都道府県に設置された医療勤務環境改善支援センター（以下，勤改センター）の助言を受けて医師等勤務時間短縮計画（以下，計画）を作成します．当該計画に勤務時間短縮設備等を記載した場合には，都道府県の医療勤務環境改善担当課（室）長の確認を受け，勤務時間短縮用設備等を取得など（所有権移転外リースによる取得を除く）し医療保健業の用に供した上で，その用に供した日の属する事業年度（個人の場合は年）の青色申告の際に，勤務時間短縮用設備等について通常の償却費の額とその取得価格の100分の15に相当する金額との合計額以下の金額で当該法人または個人が必要経費として計算した額を記載し，計画の写しを各法人または個人の納税地を管轄する税務署に青色申告する際に添付します．

　また，計画開始後に，追加的に勤務時間短縮用設備等が必要となった場合には，計画を修正し，当該勤務時間短縮用設備等を計画に盛り込み，修正後の計画について再度，都道府県の医療勤務環境改善担当課（室）長の確認を受け，当該勤務時間短縮用設備等に係る青色申告の際に添付します．

　なお，計画の写しを添付して青色申告した法人または個人は，勤務時間短縮用設備等を医療保健業の用に供した6ヵ月後に，計画の対象とした医師の労働時間の短縮についての記録を，計画の確認を受けた勤改センターに提出します．

c 都道府県における手続きなど

　勤改センターは，医療機関から提出された計画について確認を行います．その際，勤改センターに所属する医療労務管理アドバイザーまたは医療経営アドバイザー（以下，アドバイザー）により，医師およびそのほかの医療従事者の勤務時間の短縮またはチーム医療の推進に資するものかどうか専門的見地からの助言を得ることとします．

　その際，勤改センターが，当該計画を作成した医療機関を訪問などし，勤務時間短縮用設備等の導入を想定している現場を必要に応じて確認し，新規に勤務時間短縮用設備等を取得する必要性の確認を行うこととします．

　その後，都道府県の医療勤務環境改善担当課（室）長が，当該計画について当該都道府県に設置された勤改センターが確認したことを確認の上，公印を押印し，医療機関に返却します．

　なお，勤改センターの事務を全部外部に委託している都道府県においては，当該

勤改センターの長（責任者）による確認を経て押印された計画を当該都道府県の医療勤務環境改善担当課（室）長においても確認することとします．

d 特別償却制度の対象となる勤務時間短縮用設備等の要件

対象となる勤務時間短縮用設備等は，次に掲げる類型のいずれかに該当するものであり，1台または1基（通常一組または一式をもって取引の単位とされるものにあっては，一組または一式）の取得価額が30万円以上のものです．

- 類型1：労働時間管理の省力化・充実に資する勤務時間短縮用設備等
- 類型2：医師の行う作業の省力化に資する勤務時間短縮用設備等
- 類型3：医師の診療行為を補助または代行する勤務時間短縮用設備等
- 類型4：遠隔医療を可能とする勤務時間短縮用設備等
- 類型5：チーム医療の推進等に資する勤務時間短縮用設備等

ケース・スタディ

以上が，制度の概要になりますが，特別償却というのはどういう効果があるかをもう少し噛み砕いて，説明します．

取得価額100万円の医療機器でこの特別償却の対象となる資産を取得したケースで考えます（図1-14）．通常の償却額は，100万円 × 0.200 ＝ 20万円が5年間にわ

取得価額 100万円				
1期目	2期目	3期目	4期目	5期目

	1期目	2期目	3期目	4期目	5期目
通常の減価償却	20万円	20万円	20万円	20万円	20万円
特別償却の場合	35万円	20万円	20万円	20万円	5万円

前提条件：定額法、耐用年数5年、償却率0.200、備忘価格0円、1期目期首に取得および事業共用

図1-14　特別償却（例）

たって，必要経費に計上されます．しかし，この特別償却制度を使うと，初年度が100万円×15％＝15万円を追加で必要経費に計上できますので，初年度の償却額は，20万円+15万円＝35万円となります．その後，2〜4期目までは，どちらの方法を使っても，同じ20万円の償却額が計上され，最後の5期目だけ，特別償却をしている場合は，初年度に15万円多く償却しておりますので，残額である5万円のみが償却額として，必要経費に計上されます．

　したがって，どちらの制度を採用したとしても，5年を通して考えると，全額で100万円という必要経費が計上されているということには変わりありません．このことや事務作業の手間なども踏まえた上で，選択するかどうかを考えるべきかと思います．

Q 41 開業するにあたって，行っておいたほうがよい節税はあるか？

これから開業を考えているのですが，スタートから始めたほうがよい節税などは，何かありますか．

A いろいろとありますが，まず小規模企業共済から始めるのがよいかと思います．

税理士 　小規模企業共済制度とは，個人事業主から中小企業の経営者まで，幅広い人を対象に，退職後の生活の資金を準備する手段として，一時金や年金の方式で受給できるようにあらかじめお金を積み立てておく制度です．特徴としては，掛け金全額が所得控除となり，所得税・住民税が安くなるとともに，将来の受取時は，一定の要件を満たせば利息相当額が上乗せされて戻ってきます．ただし，医療法人の役員は，加入資格がありません．

解　説

個人開業医の場合の小規模企業共済の加入資格は，常時使用する従業員の数が5人以下であることです．医療法人成りした後で加入しようとすると，小規模企業共済には，入れないのがポイントです．以下に，メリット・デメリットを記載します．

小規模企業共済のメリット

a 掛け金は，加入後も増減可能，全額が所得控除

月々の掛け金は1,000～70,000円まで500円単位で自由に設定が可能で，加入後も増額・減額できます．なお，1年分を前払いすることも可能です．確定申告の際は，その全額を課税対象所得から控除できるため，高い節税効果があります．例えば，課税される所得金額が2,000万円の人が年間掛け金の上限である84万円を支払うと，年間の節税額は，約42万円となります．

表 1-27　退職所得控除

勤続年数（＝ A）	退職所得控除額
20 年以下	40 万円 × A （80 万円に満たない場合には，80 万円）
20 年超	800 万円＋ 70 万円 ×（A － 20 年）

※ 1　障害者になったことが直接の原因で退職した場合の退職所得控除額は，上記の方法により計算した額に，100 万円を加えた金額となります.
※ 2　前年以前に退職金を受け取ったことがあるときまたは同一年中に 2ヵ所以上から退職金を受け取るときなどは，控除額の計算が異なることがあります.

b 共済金の受け取りは，一括・分割どちらでも可能

　共済金は，退職・廃業時に受け取り可能で，満期や満額はありません. 共済金の受け取り方は「一括」,「分割」,「一括と分割の併用」が可能です. 一括受け取りの場合は退職所得扱いに，分割受け取りの場合は，公的年金等の雑所得扱いとなり，また，65 歳未満の人が任意解約をする場合は，一時所得となり，税制メリットもあります.

c 低金利の貸付制度を利用できる

　契約者は，掛け金の範囲内で事業資金の貸付制度を利用できます. 低金利で，即日貸し付けも可能です.

d 退職金として受け取る

　退職金として受け取る場合には，所得税法上，退職所得としての扱いになりますので，以下の算式により，所得税等が計算され，大きな節税になります.
（収入金額 － 退職所得控除額）× 1/2※ ＝退職所得
※ 2 分の 1 は，役員等勤続年数が 5 年以下の役員などには適用されませんので注意が必要です.
　退職所得控除額は，表 1-27 のように計算します.

e 分割受け取り

　分割受け取りにする場合は，前述したとおり，公的年金等の雑所得になります. この場合には，総合課税になりますので，いわゆる累進課税となります. ただし，65 歳以上の引退している状況であれば，ほかの所得は少ない人も多いかと思いますので，分割受け取りするタイミングで所得が少なければ，税率もそこまで高い税率

表 1-28　65 歳以上の公的年金等に係る雑所得の速算表（令和 2 年分以降）

公的年金等に係る雑所得の金額 ＝ (a)×(b) − (c)

公的年金等の係る雑所得以外の所得に係る合計所得金額	(a) 公的年金等の収入金額の合計額	(b) 割合	(c) 控除額
1,000 万円以下 (公的年金等の収入金額の合計額が 1,100,000 円までの場合, 所得金額はゼロ)	1,100,001 円から 3,299,999 円まで	100%	1,100,000 円
	3,300,000 円から 4,099,999 円まで	75%	275,000 円
	4,100,000 円から 7,699,999 円まで	85%	685,000 円
	7,700,000 円から 9,999,999 円まで	95%	1,455,000 円
	10,000,000 円以上	100%	1,955,000 円
1,000 万円超 2,000 万円以下 (公的年金等の収入金額の合計額が 1,000,000 円までの場合, 所得金額はゼロ)	1,000,001 円から 3,299,999 円まで	100%	1,000,000 円
	3,300,000 円から 4,099,999 円まで	75%	175,000 円
	4,100,000 円から 7,699,999 円まで	85%	585,000 円
	7,700,000 円から 9,999,999 円まで	95%	1,355,000 円
	10,000,000 円以上	100%	1,855,000 円
2,000 万円超 (公的年金等の収入金額の合計額が 900,000 円までの場合, 所得金額はゼロ)	900,001 円から 3,299,999 円まで	100%	900,000 円
	3,300,000 円から 4,099,999 円まで	75%	75,000 円
	4,100,000 円から 7,699,999 円まで	85%	485,000 円
	7,700,000 円から 9,999,999 円まで	95%	1,255,000 円
	10,000,000 円以上	100%	1,755,000 円

となりませんので, 税制メリットは享受できます. また, 公的年金等の雑所得は, 全額が総合課税の対象となる所得金額になるわけではなく, 表 1-28 の算式に基づいて, 所得が控除されます.

任意解約

65 歳前に任意解約をした場合には, 前述したとおり, 一時所得の扱いとなります. 一時所得は, 次のように計算をします.

総収入金額 − 収入を得るために支出した金額* − 特別控除額（最高 50 万円）
＝ 一時所得の金額

ちなみに, この収入を得るために支出した金額には, 小規模企業共済の掛け金は,

---

* その収入を生じた行為をするため, または, その収入を生じた原因の発生に伴い, 直接要した金額に限る.

該当しません．これは，掛け金は，全額所得控除をされていたので，解約のタイミングでも必要経費として認めてしまうと，課税の公平性が担保されないからです．

さらに，上記の算式により計算された一時所得は，その所得金額の2分の1に相当する金額をほかの給与所得などの所得金額と合計して総合課税となるため，通常の所得よりも税制メリットを享受できます．

小規模企業共済のデメリット

掛け金納付月数が240ヵ月（20年）未満で任意解約した場合などには，受け取る金額が掛け金合計額を下回りますので，留意が必要です．

そのほか個人開業医が医療法人化をし，法人成りすると加入資格がなくなり，強制解約となります．その場合には，共済金の種類は，準共済金となり，払い込んだ金額の満額は返ってきますが，運用利回りは期待できません．

Q 42　小規模企業共済を始めたが，それ以外のよい節税はあるか？

開業医です．小規模企業共済は，始めたのですが，そのほか同様の制度はありますか．

A　経営セーフティ共済という制度があります．

税理士　経営セーフティ共済（中小企業倒産防止共済制度）とは，取引先の予期せぬ倒産により中小企業が連鎖倒産することを防止するため，共済契約者の拠出による掛け金を原資として共済金の貸し付けを行う制度です．節税効果もありますので，資金的に余裕があり，利益が出てしまうようでしたら，検討してもよいかもしれません．

解　説

経営セーフティ共済とは

経営セーフティ共済（中小企業倒産防止共済制度）は，取引先事業者が倒産した際に，中小企業が連鎖倒産や経営難に陥ることを防ぐための制度です．無担保・無保証人で掛け金の最高 10 倍（上限 8,000 万円）まで借り入れでき，掛け金は損金または必要経費に算入できる税制優遇も受けられます．なお，共済金の借り入れが受けられる取引先の倒産には，以下のようなものが該当し，夜逃げは該当しません．

- 法的整理
- 取引停止処分
- でんさいネットの取引停止処分
- 私的整理
- 災害による不渡り
- 災害によるでんさいの支払不能
- 特定非常災害による支払不能

経営セーフティ共済の4つのポイント

1. 無担保・無保証人で，掛け金の10倍まで借り入れ可能

    共済金の貸付金の上限額は，回収不能となった売掛債権などの額か，納付された掛け金総額の10倍（最高8,000万円）のいずれか少ない金額になります．

2. 取引先が倒産後，すぐに借り入れできる

    取引先の事業者が倒産し，売掛金の回収などの回収が困難になったときに迅速に資金の借り入れを行うことができます．

3. 掛け金の税制優遇で高い節税効果がある

    掛け金は，月額5,000円～200,000円で，金額設定は加入者が自由に選択できます．税制上も，全額が損金または必要経費として計上できます．

4. 解約手当金が受け取れる

    共済契約を解約した場合は，解約手当金を受け取れます．自己都合の解約であっても，掛け金を12ヵ月以上納めていれば，掛け金総額の8割以上が戻り，40ヵ月以上納めていれば，掛け金全額が戻ってきます．したがって，利益の繰り延べの効果があります．ちなみに，12ヵ月未満は，掛け捨てとなりますので，解約手当金は戻ってきません．

加入資格

　加入資格については，業種によって異なりますが，開業医の場合は，常用従業員数が100人以下で，引き続き1年以上事業を行っている中小企業者です．なお，医療法人は加入資格がありませんので，注意が必要です．

共済金の借り入れについて

　共済金の借入額は，被害額と掛け金総額の10倍に相当する額のいずれか少ない額となります．借入額は原則，50万円から8,000万円までで5万円単位の額となります．なお，返済期間については，6ヵ月の据置期間が設けられています（表1-29）．

表1-29　借入額に対する返済期間

借入額	返済期間（6ヵ月の据置期間含む）
5,000万円未満	5年
5,000万円以上6,500万円未満	6年
6,500万円以上8,000万円未満	7年

　また，共済金の借り入れは，無利子ですが，共済金の借入額の10分の1に相当する額を払い込んだ掛け金から控除されるという仕組みになります．そのほか担保や保証人は不要になります．

　以下の事項に該当する場合は，共済金の借り入れができません．

- 取引先事業者の倒産が，加入後6ヵ月未満に生じたものであるとき
- 加入から取引先事業者の倒産日までに，6ヵ月分以上の掛け金を納付していないとき
- 共済金の借入手続きが，取引先事業者の倒産日から6ヵ月を経過した後になされたものであるとき
- 共済金の借入時に共済契約者が中小企業者でないとき
- 借入額が少額であって，次の1. または2. のいずれの額にも達しないとき
  1. 50万円（共済契約締結時の掛け金月額が5,000円であり，かつ共済契約が効力を生じた日から共済金の借入手続きの日までの期間が6ヵ月以上10ヵ月未満である共済契約者にあっては，5,000円の掛け金の納付をすべきであった月数を乗じて得た額の10倍に相当する額）
  2. 共済契約者の月間の総取引額の20%に相当する額
- 共済金の借入手続きをした共済契約者に倒産または倒産に準ずる事態が生じているとき
- 共済契約者がすでに借り入れた共済金の返済を怠っているとき
- 倒産した取引先事業者に対し，売掛金債権などを有することとなったこと，または，その回収が困難となったことにつき，共済契約者に悪意または重大な過失があったとき
- 上記のほか，共済契約者と倒産した取引先事業者との取引額，代金の支払方法などが確認できないとき

税務上のメリットについて

　掛け金が開業医の場合は，全額必要経費となります．また，40ヵ月以上積み立てることにより，掛け金全額を解約手当金として受け取ることができますので，所得金額の繰り延べ効果があります．また，小規模企業共済（Q41参照）と同様に前払いすることも可能ですので，1年分以内の前払いであれば，短期前払費用の通達規定により，支払時に一括で必要経費になります．医療法人での加入は，前述したとおり，できませんが，MS法人（Q52参照）での加入は可能となります．決算対策の1つの手段として使ってもよいのかと思います．

Q 43 確定拠出年金は行ったほうがよいか？

顧問税理士から確定拠出年金を始めたほうがよいという提案をいただいたのですが，どのようなメリットや効果があるのでしょうか．

A 支払った掛け金が全額所得控除で，運用益は，非課税になります．

税理士　掛け金が全額所得控除というのが最大のメリットです．ほかにも，運用益が非課税で，年金や一時金として受け取る際にも，税制上の優遇措置があります．一方，60歳までは原則として引き出せないなどのデメリットも少なからずありますので，加入するか否かはよくご検討ください．

解　説

確定拠出年金のメリット

　確定拠出年金とは，少子高齢化の進展，高齢期の生活の多様化などの社会経済情勢の変化に鑑み，個人または事業主が拠出した資金を個人が自己の責任において運用の指図を行い，高齢期においてその結果に基づいた給付を受けることができるようにするためのいわゆる3階建ての年金制度の3階部分です．また，確定拠出年金は，企業型年金と個人型年金とに分けられますが，基本的には，個人型確定拠出年金についての内容を記載します．まず，確定拠出年金のメリットは，以下の3点があげられます．

- 所得税・住民税の計算上，支払った金額の全額が所得控除となるため，加入すると，個人の節税になります．社会保険料控除などと同様な効果となります．
- 確定拠出年金で資産運用して得た収益に対しては非課税となり，課税されません．通常の投資信託は，運用益に対して，20.315％の所得税および復興特別所得税が課税されますが，それが非課税となります．
- 受取時は，年金で受け取るか，一時金で受け取るかを選択することができます．

年金として受け取る場合には，雑所得として課税され，公的年金等控除が適用されます．一時金として受け取る場合は，退職所得として課税され，退職所得控除が適用されます．

確定拠出年金のデメリット

● 老後資金の形成が目的のため，60歳まで原則として引き出すことができません.
● 将来の年金額が確定しているわけではなく，支払額より給付額が少なくなるリスクがあります．自己責任での運用となるので，自ら勉強しなければなりません．ただし，運用に自信のない人には元本保証の金融商品もあります．
● 管理コストがかかります．確定拠出年金に加入する場合は，国民年金機構に対して，口座開設手数料2,777円が発生します．また，運営管理機関によって，加入時・移換時に手数料が別途かかる場合があります．口座開設後は，事務手数料として国民年金基金連合会に月103円，資産管理手数料として信託銀行に64円，運営管理手数料として運営管理機関に月0円～700円程度が発生します．金融機関によって，手数料が異なりますので，ご留意ください．

拠出金の限度額など

　この個人型確定拠出年金は，掛け金の上限額が，その人の属性によって異なってきます．その人が第1号被保険者に該当する場合（開業医で満20歳以上60歳未満の人はこれに該当）は，掛け金の上限額は，月額68,000円となります．ただし，国民年金基金などへ資金を拠出している第1号被保険者については，その分だけ掛け金の上限が少なくなります．もし，第2号被保険者に該当する場合（医療法人の理事長は，原則として，こちらに該当）は，月額23,000円が上限（ほかに確定給付企業年金や厚生年金基金に拠出している場合は，月額12,000円が上限）となります．また，第2号被保険者でも公務員に該当する場合には，月額12,000円が上限となります．最後に第3号被保険者に該当する場合（第2号被保険者に扶養されている配偶者で，原則として年収が130万円未満の20歳以上60歳未満の人）は，月額23,000円が上限となります．

　例えば，課税される所得金額が1,200万円の開業医が月額60,000円の掛け金（年額720,000円）を拠出した場合には，全額所得控除となり，所得税と住民税を合わせて309,600円の節税効果があります．それで，720,000円は，運用資金となり，運用益は非課税で受け取る際は，前述したとおり，税制上の優遇措置があります．将来，引退した際の備えになりますので，一度検討してみるのもよいかと思います．

社労士アドバイス

　確定拠出年金には，個人型と企業型があります．開業医の場合は，個人型しか選択できませんが，医療法人の場合は，企業型も選択できます．これらについて，それぞれの特徴と違いを表1-30にまとめます．

表1-30　企業型確定拠出年金と個人型確定拠出年金の概要

	企業型	個人型			
		自営業者やその家族	会社員	公務員など	専業主婦（夫）など
加入対象	60歳未満の従業員など	60歳未満の第1号被保険者	60歳未満の第2号被保険者		60歳未満の第3号被保険者
	原則，全員加入．規約で要件を定めた場合は，規約に基づく	加入は任意（会社員のうち企業型確定拠出年金の加入者で，規約において個人型確定拠出年金への加入が認められていない場合は加入不可）			
拠出者[2]	医療法人（事業主）	加入者本人			
拠出限度額（月額）[6]	企業年金制度あり[1]…27,500円企業年金制度なし…55,000円	68,000円[3, 4]	12,000円20,000円23,000円のいずれか[3, 5]	12,000円[3]	23,000円[3]
納付方法	医療法人が一括で納付	口座振替	給料天引き，または口座振替		口座振替
運営の費用	医療法人または加入者のどちらが負担するかは規約の定めによって異なる	加入者本人が負担する			
運用		加入者本人が行う			
給付	規約に定められた受取方法から選択して受け取る	5年以上20年以下の範囲で指定した期間年金で受け取るまたは，一時金として受け取る（年金と一時金の併給もあり）			
受給権	少なくとも勤続3年で付与される	任意加入であるため，拠出時から受給権あり			
運営主体	医療法人（事業主）	国民年金基金連合会			
運営管理機関	医療法人が選定する	加入者本人が選択できる			

※1　企業年金制度とは，厚生年金基金や確定給付企業年金などを指しています．
※2　企業型では，会社の拠出する掛け金に上乗せして加入者自らが掛け金を拠出できることなどを労使合意の上，規約ごとに定めることができます．個人型では，一定の条件の下，中小事業主掛金納付制度が利用できます．
※3　掛け金額は，5,000円〜拠出限度額の範囲内で1,000円単位で自身で決めることができます．
※4　国民年金の付加保険料，または国民年金基金の掛け金と合算しての金額です．
※5　会社員などは企業年金制度の有無などにより拠出限度額が異なります．
※6　拠出限度額は年単位で管理されます．

3 閉　業

Q 44 個人クリニックを閉院するには何をすればよいか?

　将来，クリニックの後継ぎが現れず，仕方なくクリニックを閉院する場合にはどのようなことに気を付けるべきでしょうか.

A 患者や従業員に対し閉院の告知を行う以外に，保健所や厚生局にも診療所の廃止届を提出する必要があります.

　実際にクリニックを閉院する場合には，クリニック関係者に対し閉院することを告知するところから始まります．閉院後は，クリニックの運営上必要であった各種契約を解除するなどした上で，最終的にはクリニックの開設時に届出を行った行政機関（例：保健所や厚生局）に対し，クリニックを廃止したことについて届出を行う必要があります（図 1-15）．なお，閉院時のカルテについては，閉院時の管理者が閉院後も 5 年間はカルテの保存をすべき旨の行政通達があります[1]ので，すぐに処分しないように注意が必要です.

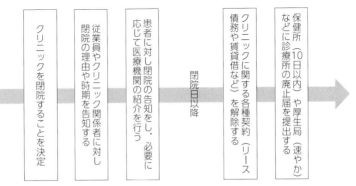

図 1-15　クリニックを閉院するまでの流れ

解　説

閉院することの告知

　個人クリニックを閉院する場合，まずは全従業員に対し閉院を予定していることを説明すべきと考えます．その際には，閉院に至るまでの経緯や閉院を決めた理由などを，全従業員の理解を得られるように丁寧に説明すべきです．なぜならば，閉院することで従業員との労働契約を終了させることになりますので，閉院による労働契約の終了が「解雇権の濫用」と言われないようにするためといえます（Q25参照）．

　また，クリニックの院長として，クリニック運営に関係がある医療機器メーカーや患者に対し，順次閉院することを告知することになります．患者への告知に際しては，患者の引き継ぎ先（紹介先）を確保した上で告知することにより，かかりつけ医療機関としての責任を最低限果たすことになると思われますので，地域の医療機関との連携は必須のものといえます．

クリニック運営に関する各種契約の解除

　クリニックを閉院することで，クリニックの建物を賃借している場合には，その賃貸借契約の解除をしたり，クリニックの運営上必要であった医療機器・事務機器のリース契約がある場合にはそれらを解除し，契約関係を解消することになります（各契約の詳細は賃貸借契約につき Q5，リース契約については Q10 をご覧ください）．

行政庁への診療所廃止届

　クリニックの開設者は，そのクリニックを廃止したときは，10日以内に，都道府県知事に届け出なければならない（医療法9条）とされており，実際に閉院した後10日以内に管轄保健所に「診療所廃止届」を提出する必要があります．

　併せて診療用エックス線装置についても使用しなくなることから「診療用エックス線装置廃止届」を廃止後10日以内に提出する必要があります（医療法15条3項，同法施行規則29条1項）．また，保険医療機関の指定を受けているクリニックであれば，保険医療機関を廃止した後10日以内に保険医療機関の廃止の届出を行う必要があります*．このほかにも，医療機関として登録している行政庁に対しては，それを廃止する旨の届出が必要となります（例：生活保護法指定医療機関廃止届や労災保険指

定医療機関廃止届).

カルテの保存

医療機関の管理者は，カルテ（診療録）を5年間保存しなければならない（医師法24条2項・歯科医師法23条2項）とされており，個人クリニックにおいてもそれは変わりません．医療機関を閉院する場合のカルテの保存義務については，「医師法上特段の定めはないが，通常は医療機関の廃止時点における管理者において保存するのが適当である」としています[1]ので，一般的には院長が保存義務を負うことになるといえます．

税理士 アドバイス 閉院した場合には，表1-31の書類を各提出先に届け出る必要があります．

表 1-31　閉院時の届出

提出先	名　称	提出期限
税務署	個人事業の廃業届出書	廃止の事実があった時から1ヵ月以内
都道府県	個人事業の廃業届出書	同上（一部例外あり）
市区町村	個人事業の廃業届出書	同上（一部例外あり）
中小企業基盤整備機構	小規模企業共済の請求	遅滞なく
中小企業退職金共済事業本部	被共済者の退職届	遅滞なく

社労士 アドバイス 閉院した場合には，表1-32の書類を各提出先に届け出る必要があります．

表 1-32　閉院時の届出（社会保険関係）

提出先	名　称	提出期限
労働基準監督署	労働保険確定申告	保険消滅後50日以内
ハローワーク	雇用保険適用事業所廃止届	廃止した日の翌日から10日以内
	雇用保険被保険者資格喪失届	離職日の翌日から10日以内
	雇用保険被保険者離職票	遅滞なく
年金事務所	健康保険・厚生年金保険適用事業所全喪届	事実発生から5日以内

＊　保険医療機関及び保険薬局の指定並びに保険医及び保険薬剤師の登録に関する省令8条

閉院にあたっては，合意退職または解雇により，従業員との労働契約を終了する必要があります．

解雇によって労働契約を終了させる場合には，従業員に30日以上前に解雇の予告（もしくは不足日数分の平均賃金を解雇予告手当として支払う）を行う必要があります（労働基準法20条）．また，従業員を解雇する場合，従業員から求めがあった場合には，解雇の理由を記載した証明書を交付する必要があります（労働基準法22条2項）（Q25参照）．

参考文献

1）　昭和47年8月1日医発第1113号厚生省医務局長通達

Q 45 借りていたオフィスビルの契約を終了する場合，どのようなことに気を付けるべきか？

これまでオフィスビルを借りてクリニックを運営してきましたが，このたび，クリニックを閉めることにしました．そのため，オフィスビルを借りるために結んだ賃貸借契約を終了させなければならないと思っていますが，どのような点に気を付けるべきでしょうか．

A まずは，契約期間と「原状回復義務」の範囲を確認してください．

弁護士　賃貸借契約は，いつでも一方的に終了させることができるとは限りませんので，契約書上の契約期間と期間内解約に関する規定があるか確認しましょう．

また，「原状回復義務」についても特約がないか確認しておきましょう．

解　説

- -

契約期間の確認

a 契約期間の満了により終了させる場合

オフィスビルを借りる賃貸借契約には，契約期間の定めがあることが通常ですので，まずは契約期間を確認しましょう．

ここで，通常の賃貸借契約の場合には，契約期間が満了したとしても，当然に賃貸借契約が終了することにはなりませんので注意が必要です．建物の賃貸借契約については，法律上，「法定更新」という制度があります．この制度は，契約期間満了の1年前から6ヵ月前までの間に，契約当事者が相手方に対して，賃貸借契約を更新しない旨の通知をしなければ，自動的に契約を更新したものとみなされるというものです（借地借家法26条1項）．これに対し，「定期借家契約」の場合には，契約期間の満了により契約は終了し，再契約をしない限りは，契約の更新はありません（定期借家契約についてはQ5参照）．

したがって，通常の賃貸借契約を契約期間の満了により終了させようとする場合，契約期間満了の1年前から6ヵ月前までの間に，賃貸借契約を更新しない旨の通知をする必要があります．なお，貸主からの賃貸借契約を更新しない旨の通知に限っては，「正当事由」（建物の使用を必要とする事情など）がなければ認められませんので（借地借家法28条），貸主から「賃貸借契約を更新しない」と言われたとしても，法的には，必ず賃貸借契約が終了するとは限りません．このように，法律上，借主の立場は強く保護されています．

b▶ 契約期間の途中で終了させる場合

　契約期間が満了となる前であっても，契約書上に契約期間内に解約をすることができるという規定がある場合には，賃貸借契約を途中で終了させることも可能です（民法618条）．

　ただし，この場合でも，事前に解約予告の通知を行うことが必要です．解約予告通知については，民法上は3ヵ月前に行うこととされていますが（民法617条1項2号），これと異なる予告期間を定めることもできると考えられています．

　したがって，契約期間が満了となる前に賃貸借契約を終了させたい場合には，契約書上の予告期間を確認した上で，その予告期間に従って解約予告通知を出すようにしましょう．なお，貸主からの解約予告通知に限っては，予告期間を6ヵ月前よりも短くすることはできず（借地借家法27条1項），また，「正当事由」（建物の使用を必要とする事情など）がなければ認められませんので（借地借家法28条），貸主から解約予告通知が出されたとしても，法的には，必ず賃貸借契約が終了するとは限りません．

原状回復義務の範囲の確認
a▶ 「原状回復義務」とは

　賃貸借契約の終了に際しての紛争としては，「原状回復義務」に関するものが多く見られます．ここでいう「原状回復義務」とは，必ずしも，借りているオフィスビルを借りたときとまったく同じ元の状態に戻すという意味までを含むものではありません．借りているオフィスビルの通常の使用により生じる損耗（通常損耗）や時間の経過による自然的な劣化（経年変化）は，物を貸すという賃貸借契約の性質上，当然に予定されていると考えられます．したがって，このような通常損耗・経年変化は，賃料によって賄われるもので，賃貸人の負担とするべきであり，賃借人が負担するべきではないと考えられています．

表 1-33　原状回復をめぐるトラブルとガイドライン

①特約の必要性があり，かつ，暴利的でないなどの客観的，合理的理由が存在すること
②賃借人が特約によって通常の原状回復義務を超えた修繕などの義務を負うことについて認識していること
③賃借人が特約による義務負担の意思表示をしていること

（国土交通省住宅局：原状回復をめぐるトラブルとガイドライン（再改訂版），平成 23 年 8 月）

表 1-34　判　例

最判平成 17 年 12 月 16 日集民 218 号 1239 頁
①賃借人が補修費用を負担することになる通常損耗の範囲が賃貸借契約書の条項自体に具体的に明記されているか
②仮に賃貸借契約書では明らかでない場合には，賃貸人が口頭により説明し，賃借人がその旨を明確に認識し，それを合意の内容としたものと認められるなど，その旨の特約が明確に合意されていること

　このような考え方を踏まえて，国土交通省の「原状回復をめぐるトラブルとガイドライン」[1] では，原状回復について，「賃借人の居住，使用により発生した建物価値の減少のうち，賃借人の故意・過失，善管注意義務違反，その他通常の使用を超えるような使用による損耗・毀損を復旧すること」と定義され，民法でも同じ趣旨の規定が定められています（民法 621 条）.

b 原状回復義務に関する特約

　「原状回復義務」については，上記の一般的な「原状回復義務」を超えた義務を賃借人に負担させる特約がなされることもあります. もっとも，判例や国土交通省の「原状回復をめぐるトラブルとガイドライン」では，このような特約が有効であるといえるためには，表 1-33 の要件が必要であるとされています.

　そこで，原状回復を行うにあたっては，契約書上に原状回復義務に関する特約がないかを確認するとともに，要件が満たされているか慎重に検討し，貸主とも協議を行いながら，原状回復を行う必要があります. なお，表 1-34 の判例やガイドラインが居住用ではない事業用の賃貸借契約にもそのまま適用されるかは議論がありますが，参照することは可能であると考えられます.

参考文献
1)　国土交通省住宅局：原状回復をめぐるトラブルとガイドライン（再改訂版）（平成 23 年 8 月）

chapter

2

法人開業

1 医療法人化について

Q46 医療法人にはどのようなメリットがあるのか？

顧問税理士から税務上メリットがあることから医療法人化を勧められています．医療法人の設立については興味があるのですが，医療法人化した場合におけるクリニックの運営面でのメリットがあれば教えてください．

A クリニックを運営していく上で，「経営の永続性の確保」や「資金調達の容易化」などのメリットがあります．

医療法人によるクリニックの運営には，個人でクリニックを運営するよりも「医療機関の運営面」や「税務面」でさまざまなメリットを受けることができるといえます（表2-1）．ただし，実際に医療法人化を検討している場合には，税務面・労務面・法務面の複合的な観点から検討することが重要です．安易に医療法人化をしてしまうと期待していた効果を得ることができなかったという残念な結果になることもありますので，十分に注意する必要があります．

表2-1 個人運営から医療法人運営への切り替えに伴うメリット

運営面で考えられるメリット	(1)経営の永続性の確保	＋ 税務メリット
	(2)資金調達の容易化	
	(3)事業展開の多角化	
	(4)個人債務の法人への引き継ぎ	

解　説

医療法人とは

　医療法人は，「病院，（医師・歯科医師が常時勤務する）診療所，介護老人保健施設を開設しようとする」ことを目的とし，医療法に基づき設立・運営される法人のことをいいます（医療法 39 条）．

　個人でクリニックを運営している多くの医師から相談を受ける内容の 1 つに「個人経営から医療法人経営への切り替えのタイミング」があります．医師が新規でクリニックを開院する場合には，医療機関の事業譲渡や M&A などの事業承継のケースを除き，個人で開業するのが一般的であることから，医療法人化についてはそのメリット・デメリットを十分に理解した上で，今後の展開を検討していくべきといえます．

医療法人が運営することのメリット

a　運営主体を永続的に確保することができること

　クリニックを運営するのが，個人である場合には，その個人の医師が死亡した場合には，個人クリニックの閉院手続きを行わなければならず（Q74 参照），仮に後継者となる医師がいても保健所への診療所開設届などの事務手続き（Q2 参照）が必要となってしまいます．

　これに対し，医療法人によるクリニック運営であれば，医療法人の理事長である医師が死亡したとしても後任の理事長を選任すればよく，（登記手続きや都道府県知事への報告手続きを行う必要はあるとしても）クリニックの運営自体を停止する必要はないため，永続的な医療機関の運営が可能となります．また，医療法人であれば，後継者を理事に就任させておくことで対外的にアピールをすることもでき，安定的な医療機関の運営につながるといえます．

b　資金調達が容易になること

　個人運営のクリニックについては，医師の事業における経理と個人の家計が一体となっていることから，融資をする金融機関からは医師個人の信用力を基に融資の可否について判断されることになります．これに対し，医療法人の場合には医師個人の家計とは分離され，医業経営のための資金調達となることから，金融機関に対する信用が高まるといえます．

表2-2 医療法人が行うことができる附帯業務（概要）

①医療関係者の養成または再教育
②医学または歯学に関する研究所の設置
③診療所の開設
④疾病予防のために有酸素運動を行わせる施設の設置
⑤疾病予防のために温泉を利用させる施設の設置
⑥保健衛生に関する業務
⑦社会福祉法に掲げる事業のうち厚生労働大臣が定めるもの（各福祉施設）の実施
⑧老人福祉法に規定する有料老人ホームの設置

　また，個人運営と異なり医療法人は，基金制度*を利用することができるため，金融機関以外の資金提供者から返済義務はあるとしても，資金提供を受けることができ，資金調達自体の幅は広がることになるといえます．

c 事業展開を多角化すること

　医療法人は病院，診療所または介護老人保健施設を開設することを主たる目的としています（以下，本来業務）が，医療法では，本来業務のほかに，支障のない範囲で表2-2に掲げる業務を営むことができます（以下，附帯業務）ので，事業展開の多角化を図ることができます．

　また，医療法人が運営主体となることで（各医療機関の管理者となる医師の協力は必要となりますが）複数の医療機関を運営することも可能となりますので，規模の拡大を図ることも可能となります．

d 個人の負債を法人の負担に移行できること

　個人運営から医療法人化する際に，医療法人に拠出する財産の取得に要した負債については設立する医療法人に引き継ぐことが可能となります．医師が使用する医療機器は高額なものが多く，借り入れをして購入する場合が多いと考えられます．そのため，個人でクリニックを運営する場合には医師個人の負債となりますが，医療法人化することで個人の債務から除外することができ，結果として信用力向上につながることになるため，メリットの1つといえます．

---

* 持分の定めのない社団医療法人に拠出された金銭その他の財産のうち，定款の定めるところに従い返還義務を負うものをいい，返還時に利息の支払いがないものをいいます．

弁護士
アドバイス

　医療法人を運営主体とすることのメリットとしては，契約を締結した場合などの責任を医師個人が直接的に負わなくなることもあげられます．個人運営の場合には，開業した医師個人が対外的な契約関係の主体となり，契約上の責任（例えば，賃借物件の賃料，内装・設備の工事代金，医療機器の購入代金など）を負担することになりますが，医療法人を運営主体とした場合には，契約関係の主体は医療法人となり，医療法人が契約上の責任を負担することになりますので，医師個人が保証人などにならない限りは，医師個人が直接的な責任を負うことはありません．

税理士
アドバイス

　医療法人（一定の社会医療法人を除く）は，法人税などが課税されます．これに対して，開業医は，所得税などが課税されます．医療法人（一定の社会医療法人，公益法人などを除く）の法人税率は，表 2-3 のとおりになります（ほかの税目は省略）．

表 2-3　法人税率

	平成 28 年 4 月 1 日以後開始事業年度	平成 30 年 4 月 1 日以後開始事業年度	平成 31 年 4 月 1 日以後開始事業年度
所得金額年 800 万円以下の部分	15%	15%	15%（19%※）
所得金額年 800 万円超の部分	23.4%	23.2%	23.2%

※適用除外事業者（その事業年度開始の日前 3 年以内に終了した各事業年度の所得金額の年平均額が 15 億円を超える法人などをいいます）に該当する法人の年 800 万円以下の部分については，19％の税率が適用されます．

　所得金額 800 万円を超える部分については，上記の税率のとおり，所得金額がいくら増えようと，一定の税率となります．これに対して，所得税率は，いわゆる累進課税といい，5〜45％になり，所得が高ければ高いほど，税率が上がるという仕組みになっています．つまり，所得金額が高いほど，個人事業の開業医は税率が高くなるのです．したがって，節税の観点からも医療法人化は，一定のメリットがあるといえます．

Q 47 医療法人にはどのようなデメリットがあるのか?

Q46 から医療法人の運営面におけるメリットはわかりましたが, デメリットとしてはどのようなものが考えられるか教えてください.

事業報告書等の届出が必要となる「事務手続きの増加」や社会保険への強制加入による「コストの増加」がデメリットになります.

医療法人については情報公開の観点から, 都道府県知事への事業報告書等の各種届出や登記事項に変更が生じた場合の登記手続きなどさまざまな事務手続きが必要となります. また, 5 人以上の従業員を雇用する場合にのみ加入義務があった社会保険についても法人には強制加入義務が生じるため, それに伴うコストの増加がデメリットといえます.

解　説

事務負担の増加

医療法人は病院, 診療所または介護老人保健施設を開設することを目的として設立される法人ですが, 医療行為が国民の健康に直接影響を及ぼすものであることから, 医療法人の主たる事務所の所在地がある都道府県知事に監督権限が与えられています (医療法 63 条以下). 具体的には, 医療法人は決算終了後 3 ヵ月以内に都道府県知事に対し事業報告書等の書類を届け出る必要があります (表 2-4) (医療法 52 条). この提出義務は, 規模の大小にかかわらず, 全医療法人に課されていますので, 事務手続きが増加することになりますが, 都道府県知事は, 提出された事業報告書等を基礎資料として, 医療法人の実体を把握し, 医療法人に対する監督権限を適切に行使することになりますので, 重要な届出といえます.

表 2-4　医療法人が決算終了後 3ヵ月以内に提出を要する書類

提出書類の名称	注意点
①事業報告書 ②財産目録 ③貸借対照表 ④損益計算書 ⑤関係事業者との取引の状況に関する報告書 ⑥監事の監査報告書 ⑦公認会計士などの監査報告書	①・②・⑤・⑥は全医療法人で共通様式．③・④については「病院・介護老人保健施設」を開設する医療法人と「診療所のみ」を開設する医療法人で様式が異なる．⑦は一定規模以上（例：負債の額が 50 億円以上など）の医療法人に限られる

　また，医療法人にも登記制度があり，「医療法人の名称・主たる事務所・目的・理事長・資産の総額・存続期間等」が登記されますので，これらに変更があった場合には，併せて変更の登記手続きを行う必要があります（組合等登記令 3 条）．その中でも「資産の総額」は医療法人の純資産の額を表す項目であり，1 年間医業を行っていればその数値が変更することが多く，結果として毎年変更登記を申請することが必要になります．また，「理事長」についても理事の任期が最長で 2 年であることから，実際に理事長の交代がなくても 2 年に 1 度は理事長の変更（重任）の登記を申請する必要があります．

社会保険加入による負担増加

　個人事業の場合，常時 5 人以上従業員を雇用する場合は，社会保険の強制適用事業所になりますが，常時 5 人未満の場合は，社会保険の加入義務はありません．これに対し，医療法人の場合は，従業員の数に関係なく社会保険への加入義務がありますので，医療法人化に伴い社会保険料の負担が生じることが考えられます．

　なお，個人事業の時代から医師国民健康保険組合（医師国保）や歯科医師国民健康保険組合（歯科医師国保）に加入している場合，医療法人化をしても一定の手続きを経ることで健康保険についてはそのまま医師国保（歯科医師国保）とすることも可能ですが，その場合でも厚生年金への加入義務が生じることから，やはり個人事業よりもコストは増加するものといえます．詳しい社会保険の加入に関しては Q4 をご覧ください．

自由に使える資金の減少

　個人開業の場合，医療機関の財産は経営者である医師のものであり，いつでも自由に使うことができますが，医療法人化すると，医師は医療法人から給与を受け取

ることになりますので医療法人名義の財産については勝手に使用することはできなくなります．また，医療法人は，剰余金（＝医療法人に残った利益）を社員に分配することはできない（医療法54条）ので，医療法人から医師への給与額については十分にシミュレーションして，医師のキャッシュフローの変化についても考慮することが重要です．

　基金拠出型医療法人などの持分なし医療法人に該当する場合，法人に利益が蓄積しすぎると，損金計上できる交際費が少なくなるデメリットがあります．

　通常の法人における交際費の取り扱いは，原則として法人税法上は経費となりませんが，交際費のうち接待飲食費についてはその50%までを損金に算入できることとなっています．また，資本金・出資金が1億円以下の法人については，「交際費の800万円控除」ということで，年間800万円までの交際費は損金算入できるという措置を選択することができます．したがって，多くの医療法人は，年間800万円までは交際費として経費に計上できています．

　しかし，持分なし医療法人については，基本的に資本金や出資金という概念がないため，法人税法において，「出資の金額に準ずる額」というものが定められており，以下の算式で算定される金額を出資金の額とみなして判定することになります．

【出資の金額に準ずる額】

（期末総資産簿価－期末総負債簿価－当期利益（または＋当期損失））×60%

　利益が膨らみすぎると，金額が1億円を超えることとなり，交際費として計上できる金額に制限がかかってしまいますので，ご注意ください．

　法人格がまったくの形骸にすぎない場合などに，法人格を否認し，法人名義でなされた取引であってもその背後者たる個人の行為であると認める考え方があります（法人格否認の法理）．

　法人と個人を明確に区別するために，例えば，対外的に示す名称の使い分けをするほか，法人設立時にそれぞれの財産を明確に区別するなどして経済的に混同するようなことがないよう注意する必要があります．

Q 48 医療法人にはどのような種類があるのか？

医療法人社団と称する法人と医療法人財団と称する法人があるのは聞いたことがありますが，医療法人の種類はこの2つだけでしょうか．

A 医療法人は大きく「社団」と「財団」に分類されるほか，公益性が高くなると「特定医療法人」や「社会医療法人」に分類されます．

医療法人は，「社団」と「財団」の形式のいずれかに大別されます（表2-5）．さらに「社団」形式の医療法人については，持分の定めの有無や基金拠出の有無がありますが，現行制度では，持分の定めのない医療法人社団しか設立することができません．また，公益性の違いから「特定」医療法人，「社会」医療法人，それ以外の「一般」医療法人に分類されます．

表2-5　医療法人の分類

形　式	社　団		財　団
持分の定めの有無	なし	あり	－
基金拠出の有無	あり　　なし	－	－
公益性の違い	一般医療法人	特定医療法人	社会医療法人

解　説

医療法人の類型と数

どの医療法人も，「社団法人」か「財団法人」のいずれかに分類されます．社団法人は，「人の集合体」であるのに対し，財団法人は「財産の集合体」であるといえます．

厚生労働省の「医療法人数の推移について（平成31年3月31日）」によれば，2019年3月31日時点の医療法人の総数は54,790社であり，そのうち54,416社が社団の形態を採用しており，全体の99.3%を医療法人社団が占めていることになります．

医療法人社団

　社団たる医療法人（以下，医療法人社団）は，病院または診療所などの開設を目的として集まった人（社員）から構成される法人です．社員で構成される社員総会で医療法人の重要な意思決定を行うことになりますので，医療法人社団の社員は株式会社における「株主」と同じような立場といえます．

　次に，医療法人社団の分類として「持分の定めのあり・なし」によるものがあります．ただし，持分の定めのある医療法人は，平成19年施行の第五次医療法改正以降は設立できなくなりましたので，現行法において設立できるのは持分の定めのない医療法人のみとなります．なお，ここでいう「持分」とは，「定款の定めるところにより，出資額に応じて払戻しまたは残余財産の分配を受ける権利」（平成18年改正医療法附則10条の3第3項2号）をいい，医療法人の運営から脱退する場合や医療法人を解散した場合の財産を受け取る権利といえます．医療法人の持分が持つ経済的な価値はすぐに廃止することなく，第五次医療法改正時点で存在する持分ありの医療法人については，当分の間存続する旨の経過措置がとられています（平成18年改正医療法附則10条）．

医療法人財団

　財団たる医療法人（以下，医療法人財団）は，個人または法人が寄附した財産から構成される法人です．設立にあたり拠出された財産が法人を構成することになりますので，寄附した者が，持分を保有するということはありません．医療法人財団は，法令および財産拠出者が決めた「寄附行為」に基づいて，運営されることになります．上記にも記載したとおり日本に存在する医療法人の大多数が社団形態であるため，医療法人財団の存在自体，珍しいものといえます．

公益性の違いによる分類

　医療法人の中でも，特に公益性が高い医療法人については，「特定医療法人」や「社会医療法人」に分類されます．

　特定医療法人は，租税特別措置法により創設された医療法人の類型であり，国税庁長官の承認を受けた場合には，法人税において軽減税率が適用されることになります．社会医療法人は，救急医療などの実施が義務付けられる，より公益性の高い法人を創出すべく都道府県知事の認定を受けることで税制上の優遇や収益業務の実施，附帯事業の拡大などが認められます．

Q 49 医療法人の設立は大変なのか？

　個人でクリニックを経営していますが，顧問税理士からそろそろ医療法人での経営に切り替えたほうがよいとアドバイスされています．医療法人の設立の流れなどあまりわかっていませんが，実際のところ医療法人を設立するのは大変なのでしょうか？

A 医療法人の設立認可申請では多数の書類を用意する必要があり，日々の診察に忙しい開業医自らが設立申請をするのは効率的とはいえず，お勧めできません．

行政書士　　　医療法人を設立する場合には，監督官庁である都道府県知事から医療法人を設立することについて，認可を受ける必要があります（医療法44条1項）．この医療法人の設立認可申請は多くの都道府県で年に数回（2回のケースが多い）のみとする傾向にありますので，医療法人の設立を考えている医師は機会を逃さないように気を付けてください．なお，都道府県知事からの医療法人設立認可を受けた後に医療法人の設立登記をすることによって初めて医療法人が成立する（医療法46条）ことになります（**図2-1**）．

医療法人設立説明会に参加 → 設立総会 → 設立認可申請書の提出（仮審査） → 仮審査の修正など → 設立認可申請（本申請の提出） → 医療審議会・答申 → 設立認可書の交付・受領 → 医療法人設立登記申請（＝医療法人の誕生）

図 2-1　医療法人設立認可スケジュール（東京都の場合）

解　説

医療法人設立認可申請

　医療法人は，その主たる事務所の所在地の都道府県知事の認可を受けなければ，これを設立することができないとされています（医療法 44 条）．医療法人制度の目的は，医療を提供する体制の確保を図り，国民の健康保持に寄与することにあるとされています．その背景には，医療法人が初めて制度として創設された昭和 25 年当時は，私人による医療機関の経営が困難であったとされ，資金の集積を容易にするために制度設計されたとするものもあります．いずれにしても株式会社の設立とは異なり，監督官庁からの「設立認可」を得て医療法人は設立することになります．

　認可については，法律の定める要件を満たせば，都道府県知事は必ず許可を与えなければならず，自由な裁量はないと解されていますので，設立認可スケジュールで示したとおりに各要件を充足すれば医療法人設立認可を受けることができます．

定款の作成・設立総会の開催

　医療法人を設立しようとする者は，定款を作成しなければならず，定款には，医療法人の組織，運営などに関するルールが記載されますので，医療法人の運営は，定款の定めに拘束されることになります*．ただし，実務的には主たる事務所の所在地の都道府県がおのおの定款例を提供しており，医療法人認可設立においてその定款を大きく変更することは認められず，株式会社のように会社によって定款の内容を大きく変えることはできません．

　定款の作成後は，設立総会を開催します．設立総会においては，「設立趣旨の承認」や「設立時財産目録の承認」などのほかに，「初年度・次年度分の事業計画および収支予算の承認」など医療法人の最高意思決定機関として今後の予定を決めることになります．

設立登記申請

　設立認可を受けた後，医療法人は，主たる事務所の所在地において設立登記をすることによって成立します（医療法 46 条 1 項）．医療法人の設立認可書を受領した後，

＊　財団形態の医療法人については，「寄附行為」を作成しなければならず，定款と同様に医療法人財団のルールとしてその医療法人財団を拘束することになります．

まずは医療法人の設立登記申請をすることになりますが，設立認可申請も含め，これらの手続きには専門家をうまく活用しながら，医療法人の設立まで準備を進めていくべきでしょう．

　医療法人設立後は，預金口座を開設することになりますが，預金口座の開設には医療法人の登記事項証明書が必要となります．登記事項証明書は登記手続きが完了しないと発行されませんので，この点からも早めに医療法人の設立登記を完了する必要があります．医師のみで医療法人化の事務を行う場合には大量の事務手続きに根負けし，結果として医療法人化まで至らないことが多いので，十分にご注意ください．

Q 50 医療法人の設立まではどのくらいの時間がかかるのか?

医療法人の設立が大変な事務手続きであることは Q49 から理解しました. それでも将来医療法人を立ち上げようとした場合には, どのくらいの期間がかかるか目安を教えてください.

都道府県によっても異なりますが, 医療法人設立認可の事務を始めてから最低でも 6ヵ月から 8ヵ月の期間は必要となります.

医療法人の設立認可申請は, 法人の主たる事務所の所在地の都道府県知事に提出することになりますが, 常時申請を受け付けている都道府県はなく, 年間数回の期間しか受付をしていない都道府県がほとんどです.

表 2-6 は関東地方における令和元年度の医療法人設立認可申請のスケジュールをまとめたものです. 東京都の場合, 医療法人認可申請から認可書を実際に受け取るまで約 6ヵ月は必要となり, 医療法人の設立登記手続きや診療所の開設許可を得て実際に医療法人でクリニックを運営するまでにはさらに約 2ヵ月は必要となりますので, 合計で約 8ヵ月間は手続きに必要な期間となります. これは, あくまで手続きに必要となる期間ですので, 医療法人の運営の構想を検討する段階も含めると, 医療法

表 2-6　医療法人の設立認可手続きに要する期間 (令和元年度)

都道府県名	当該年度 1 回目	当該年度 2 回目	当該年度 3 回目
東京都	8 月〜翌年 2 月	翌年 3 月〜翌年 8 月	―
神奈川県	5 月〜11 月	9 月〜翌年 3 月	―
埼玉県	5 月〜9 月	10 月〜翌年 3 月	―
千葉県	4 月〜10 月	7 月〜12 月	12 月〜翌年 5 月
群馬県	3 月〜6 月	7 月〜10 月	11 月〜翌年 2 月
栃木県	3 月〜9 月	9 月〜翌年 3 月	―
茨城県	5 月〜8 月	10 月〜翌年 2 月	―

人化を希望する1年前くらいから準備を始めるのが，最も現実的といえるでしょう．

解　説

医療法人設立認可申請前の準備

　医療法人の設立認可申請を行う前提として，設立する医療法人の構成を考えることから始まります．具体的には医療法人の名称・主たる事務所・理事，監事などの役員・医療法人に拠出する資産・引き継ぐ債務の内容など多岐にわたります．ただし，いきなり医療法人の設立を考えるというよりも個人の開業医が医療法人化する事例が大多数を占めると思われますので，実際に検討が必要になるのは，医療法人に関与する「人」に関する部分といえます．

　具体的な医療法人の設立認可申請の準備については，顧問税理士や行政書士などの専門家や医業経営のコンサルタントなどをうまく活用しながら設立認可申請書や付属書類の作成，添付書類の収集を行っていくのが効率的です．

　なお，この段階に必要な期間は，それぞれの医師によっても異なりますが，設立認可申請書などの準備も含め，1〜3ヵ月程度の事案が多いようです．

医療法人設立認可申請後の事務

　都道府県の担当部署が医療法人設立認可申請書を受理する前提として，事前審査（以下，仮審査）を行うことがありますが，この仮審査では，実際に提出する申請書類一式の確認が行われます．この仮審査で申請書類に不備が多いと，その回の申請を（自発的に）取り下げるように指導されることもありますので，「仮」審査と思わずに，入念に準備をしていく必要があります．

　仮審査から医療法人設立認可書の交付までには，都道府県によっても多少の差はありますが，おおむね4〜6ヵ月の審査期間を設けている都道府県が多いといえます．

　なお，仮審査の際に書類の修正を求められることが多数ありますので，医療法人化の事務については専任のスタッフを配置するか外部の行政書士を活用していくことをお勧めします．

医療法人設立認可書受領後の事務

　医療法人設立認可書を受領した後は，医療法人の設立登記申請を行いますが，設立登記申請をした日から当該医療法人は事業を開始したことになりますので，登記の申請は慎重に対応してください．例えば，事業年度の末日を8月31日とする医療法人が，設立認可書を受領後，8月27日に設立登記申請をしてしまうと，医療法人の初年度は8月27日から8月31日までの5日間となり，そのためだけに法人の決算を行い，税務申告をする必要が生じますので，登記申請のタイミングは医療法人の事業年度を考慮しながら決める必要があります．

　なお，医療法人で契約をする場合，登記事項証明書の提出を求められることが多くありますが，登記事項証明書は登記手続きが完了しないと法務局から発行されません．登記申請は申請をしてから即日で完了するものではなく，数日から数週間の期間がかかりますので，その点についてはご注意ください．また，登記手続きの専門家は，司法書士となりますので，登記申請の際は司法書士に相談することをお勧めします．

医療法人設立登記後の事務

　医療法人設立の登記完了により，医療法人は成立しますが，個人クリニックの開設と違い，医療法人が医療機関を開設するためには，開設届に先駆けて「診療所の開設許可」を得る必要があります（医療法7条1項）．診療所の開設許可申請時に所管の保健所と事前協議を求められることが多く，許可書取得まで数日から数週間要する事例が多いので，診療報酬請求の関係からも医療法人化へのタイムスケジュールには注意が必要です．

Q 51 医療法人をうまく活用するにはどのようにするのか?

医療法人を設立することで，個人開業時の債務は当然に医療法人に引き継がれるのでしょうか．その取り扱いを教えてください．

A 医療法人化に伴って，個人開業時代の借り入れのうち医療機器などの購入資金は引き継ぐことができますが，運転資金については引き継ぐことができません.

　個人から医療法人への経営に切り替える際に問題となりやすいものに，個人での開業時代の負債（債務）があります．法人化に伴い，当然に個人時代の借り入れがすべて医療法人に引き継がれるということではなく，表2-7のとおり，クリニックの運転資金目的での借り入れについては引き継ぐことができないというのが現在の実務です．したがって，将来医療法人化を検討しているのであれば，借り入れをした際の資金用途についても考慮しながら，借り入れするべきといえます．

　また，借入金を引き継ぐ際に，医療法人の設立認可申請書に「借り入れに関する証明書類」の提出が求められます．これらが用意できないとその負債を引き継ぐこと自体が認められないこともありますので，契約書類の管理には十分注意する必要があります．

表 2-7　医療法人に引き継げる債務についての一覧

借入目的	引き継ぎの可否	証明書類（個別）	証明書類（共通）
クリニックなどの土地・建物の取得費用	可	売買契約書	金銭消費貸借契約書，それぞれを支払った旨の領収書，現在の負債残高証明書など
クリニックの内外装費用	可	工事請負契約書	
クリニックの賃借に要した費用	可	賃貸借契約書	
医療機器の購入費用	可	売買契約書	
クリニックの什器・備品の購入費用	可	売買契約書	
クリニックの運転資金	不可	―	―

<h1 align="center">解　説</h1>

医療法人の資産について

　医療法人はその業務を行うにあたって必要な資産を有しなければならず（医療法41条1項），資産に関する必要な事項は，医療法人の開設する医療機関の規模などに応じ，厚生労働省令で定められています（医療法41条2項）．具体的には，医療法人は，その開設する医療機関で業務を行うために必要な施設，設備または資金を有しなければなりません（医療法施行規則30条の34）．

　ただし，実務上は平成19年3月30日医政発第0330049号通達（「医療法人制度について」以下，前掲通達）に従い，医療法人の施設または設備は法人が所有するものであることが望ましいが，賃貸借契約による場合でも当該契約が長期間にわたるもので，かつ，確実なものであると認められる場合には，その設立を認可して差し支えないこととされています．また，前掲通達が新たに医療施設を開設するために医療法人を設立する場合には，2ヵ月以上の運転資金を有していることが望ましいこととしていることから，実務においても2ヵ月分の運転資金を用意するように指導される事案が多くあります．

負債の取り扱いについて

　同じく前掲通達では，医療法人の設立に際して，現物拠出した財産が医療法人に不可欠のものであるときは，その財産の取得または拡充のために生じた負債は，当該医療法人の負債として取り扱って差し支えないこととされていますので，負債を拠出することも可能です．医療法人に拠出する財産を取得した際に借入金で賄ったのであれば，その借入金については引き継ぐことができると考えれば理解しやすいと思われます．

　ただし，引き継ぐ負債が，財産の従前の所有者が当然負うべきもの，または医療法人の健全な管理運営に支障を来すおそれのあるものである場合には，医療法人の負債として認めることは適当ではないとされていますので，例外的に拠出する負債として認められずに，設立認可申請の修正を求められる場合もあります．

　また，負債のうち個人のクリニックの運転資金については，医療法人に引き継ぐことができません．これは，個人で開業していた場合の運転資金は個人が運営する医療機関に関するものであり，医療法人の運営に不可欠な性質のものではないと考えられているためです．

負債に関する証明書類

　医療法人に負債を引き継ぐ際には，負債に関する説明資料の一部として負債に関する書類が必要となります．この書類として主なものは，借り入れの資金使途に関する契約（例：クリニックの内装費に関する工事請負契約や医療機器の売買契約）があったことを証明する契約書やその支払いに関する領収書です．筆者が医療法人設立認可申請に関与した際に，これらの書類が見つからずに負債の引き継ぎを断念したという事案が実際にありますので，将来医療法人化を考えている医師はこれらの書類の管理には十分ご注意ください．

　契約は，申し込みと承諾という 2 つの意思表示の合致で成立することになりますので，申し込みと承諾の合致があれば，口頭でも契約は成立することになります．

　しかし，口頭での契約では，契約内容などにつき，後日，言った言わないの水掛け論になることは目に見えています．

　そのため，誰を相手として，どのような内容の契約がなされたかを書面で明らかにするため，どのような取引であっても，原則として作成することを心掛ける必要があります．このように，契約書を作成することは紛争の予防・回避に役立ちますし，後日，紛争となっても，裁判所が契約書に記載された内容での契約の成立や法律行為があったのだろうと認めやすくなります．

2 MS 法人の活用

Q 52 「MS 法人」のメリットとデメリットは何か?

開業している先輩医師から MS 法人というものがあるというお話を伺ったのですが,MS 法人とはどのようなものなのでしょうか.

A MS 法人とは,メディカル・サービス法人の略称です.

税理士

MS法人については,法律上の制度があるわけではなく,法律的には,一般の会社(組織形態としては,株式会社,合同会社などが考えられる)になります.医療法人は,特殊な法人で,医療行為以外の利益追求や配当ができないなどの制約のある法人になりますが,MS法人では医療行為以外の利益追求や配当などが行えます.

解　説

MS 法人とは

MS法人とは,特別な法人ではなく,株式会社や合同会社などで,営利目的の法人であり,医療法人のように医療法に基づく法人ではありませんし,医療行為も行えません.では,なぜMS法人を設立するのかというと,MS法人との取引を通じて,開業医や医療法人の所得の分散をし,節税をすることで安定的な経営を行うことや,持分の定めのない医療法人のように財産権がない場合に,理事長の個人資産をある程度確保する目的で設立をします.MS法人で行う事業内容には,以下のようなものがあります.

● 不動産業として,開業医・医療法人に対して,医療機関の土地・建物を賃貸する業務

- 診療報酬の請求業務，経理業務
- 医療機関で使用する医薬品・備品類を管理・販売する業務
- 医療機関に対して医療機器をリースする業務
- 金融機関からの資金調達と医療機関への貸付業務
- 売店経営および自動販売機の設置
- 営繕および清掃業務
- 投資業務　など

MS 法人のメリット

　開業医もしくは医療法人は MS 法人との取引を通じて，いろいろな効果を望めます．この MS 法人を設立することのメリットには，以下のようなものがあります．
- 所得分散による節税効果
- 医療法に縛られない株式会社での運用により，理事長の死亡後においても，家族に一定の財産および恒常的収入を残すことができる
- MS 法人での保険契約により，死亡保険金を配当制限などのない株式会社に帰属させることができる
- 医療と医療外との区分が明確となり，経営成績の把握が容易になる．
- 不動産賃貸業を営むことができる

　このように MS 法人を活用することで，さまざまなメリットがありますが，必ずしも MS 法人をつくることがよいとは言い切れない部分がありますので，設立する際は，詳細なシミュレーションが必要になります．また，医療法改正により，この MS 法人と医療機関の取引については，平成 29 年 4 月 2 日以後に開始する会計年度から「関係事業者との取引の状況に関する報告書」を都道府県知事に届け出ることが義務付けられました（Q61 参照）．これにより，MS 法人と取引のあるすべての医療法人は，相場よりも高く取引をしていないかなど都道府県から監視されるようになります．

MS 法人のデメリット

MS 法人のデメリットとしては，以下のようなものがあげられると思います．
- MS 法人を設立するのにコストが発生する．
- 組織が 2 つになることによる管理コストが増加する．
- 医療機関との取引について，税務的に適正な取引となるように注意が必要．

●特定の医療機器を業として販売あるいは賃貸する場合には，都道府県知事の許可が必要となる．

　MS法人を設立するケースとしては，開業医とMS法人，医療法人とMS法人の2つのパターンがありますが，事業規模や経営状態を踏まえた上で，慎重に検討することをお勧めします．

　MS法人を設立する場合「株式会社」や「合同会社」で設立することが多いと考えられますが，これらの設立には「認可」は必要ありません．つまり，会社法の規定に従って設立手続きを行うことで，会社は成立することになります．

Q 53 「MS法人」のメンバーは誰にするのか?

医療法人を経営しており，今度新たにMS法人を設立する予定ですが，役員などのメンバーは誰にしたらよろしいのでしょうか．

A MS法人の役員には，原則として，医療法人の理事長がなることはできませんので，それ以外の人を役員に選定してください．

税理士

医療法人の場合，原則として，その役員とMS法人の役職員を兼務することができません．その理由としては，医療法人の非営利性を確保するためです．ただし，一定の場合で，かつ，医療機関の非営利性に影響を与えることがないものであるときや取引額が少額であるときは，兼務することも可能です．

解　説

医療法人の役員の欠格事由

医療法人の理事や理事長であっても，通常の株式会社や合同会社などの営利法人の役員を兼務することは特に問題ありません．理由としては，医療法人の役員の欠格事由としては，医療法46条の5第5項に記載がありますが，以下の者は，医療法人の役員になれない旨が規定されているだけだからです．

- 法人
- 成年被後見人または被保佐人
- 医療法，医師法，歯科医師法その他医事に関する法律で政令で定めるものの規定により罰金以上の刑に処せられ，その執行を終わり，または執行を受けることがなくなった日から起算して2年を経過しない者
- 前号に該当する者を除くほか，禁錮以上の刑に処せられ，その執行を終わり，または執行を受けることがなくなるまでの者

表 2-8　病院又は老人保健施設等を開設する医療法人の運営管理指導要綱の制定について

> なお，この指導要綱は，病院又は老人保健施設等を開設する医療法人について適用するものであり，いわゆる一人医師医療法人については，病院又は老人保健施設等を開設する医療法人の運営とは異なることから，また，施行後まだ短時日でもあることから当該要綱は対象としないので留意されたい（最終改正 医政発 0521 第 3 号平成 27 年 5 月 21 日）.

MS 法人の役員の兼務の可否

　ただし，いわゆる MS 法人（医療法人と何かしらの取引をする法人）の役員を兼務する場合は，注意が必要になります．これは，厚生労働省が公表している医療法人運営管理指導要綱の中に，医療法人の役員の適格性として，上記に掲げるもののほか，医療法人と関係のある特定の営利法人の役員が理事長に就任したり，役員として参画していることは，非営利性という観点から適当ではないことと記載されているためです．

　しかし，この医療法人運営管理指導要綱は，厚生省健康政策局長から各都道府県知事あてに発行されている文書なのですが，**表 2-8** のような 1 文が記載されているので，いわゆる一人医師医療法人（医師または歯科医師が常時 1 人または 2 人勤務する診療所を開設しようとする社団または財団の医療法人）については，適用されないものと考えます．

配当類似行為とは

　実務的には，一人医師医療法人であっても，MS 法人の役員と兼務する場合に認められない事例は多々あるかと思います．行政側の立場としては，医療法 54 条に剰余金の配当禁止の規定を設けており，配当ではないが，事実上利益の分配とみなされる行為については，配当類似行為として禁止をしています．MS 法人の役員と兼務する場合には，この配当類似行為が行われる可能性があるため，禁止しているのです．配当類似行為として，行政側があげている事例には下記のようなものがあります．

1. 近隣の土地建物の賃借料と比較して，著しく高額な賃借料の設定
2. 病院等の収入などに応じた定率賃借料の設定
3. 病院等の本来業務や附帯業務以外の不動産賃貸業
4. 役員などへの不当な利益の供与　など

　なぜ，これらが配当類似行為に該当するのかを説明します．まず，配当とはどのような行為かというと，「会社などが，利益の一部を出資者や株主に配り与えること」とされています．医療法人は，その非営利性の観点から基本的にこのような行為を

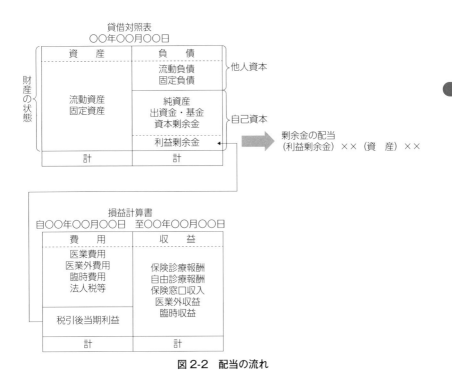

図 2-2　配当の流れ

禁止しています．会計的な観点から配当がどのように行われるかを説明すると，**図 2-2** の貸借対照表と損益計算書を見てください．

　配当をするということは，原則的には，会社の営業活動によって生じた利益が利益剰余金となって，会社の貸借対照表に計上されて，その利益剰余金を株主などへ交付する行為です．これに伴って，会社の財産が流出することになります．

　では，この利益剰余金は，どのように計上されるかというと，毎期の利益の積み立てです．利益とは，**図 2-2** のとおり各収益から各費用を除いたものが利益となりますが，それが貸借対照表上の利益剰余金に積み上がっていきます．つまり，不当な経費を計上したり，本来上がるべき収益を MS 法人で計上したりする行為は，利益の圧縮につながり，利益剰余金を少なくする行為になりますので，配当と同様に社外に資金が流出する行為につながります．したがって，上記にあげるような 1. ～ 4. の行為は，配当類似行為として，行政側が禁じている行為ということになります．

医療法人の役員とMS法人の役員の兼職に制約があることは上記のとおりですが，MS法人の内部における兼職についても一般的な規制があるので注意しましょう．例えば，株式会社では，監査役は取締役や使用人（従業員）を兼ねることができないとされています（会社法335条2項）．MS法人を活用するにあたっては，このような観点も踏まえて，MS法人の役員構成を検討する必要があります．

Q 54 「MS 法人」を活用する方法にはどのようなものがあるのか?

これから開業をしようと思っています. MS 法人を活用するとよいと同業の知人からアドバイスを受けましたが, どのように活用するのでしょうか.

A MS 法人の主な目的は, MS 法人との取引を通じて, 開業医や医療法人の所得の分散を図ることや, 医療法人が行うことが望ましくない業務を行うことです.

 税理士　開業医に関する収益業務に関する規制は, 法令上はありませんが, 医療法人が行う業務については, 法令による規制があり, 限定列挙されています. このように限定列挙されている業務について, 医療法人が行うのではなく, MS 法人が行うことによって, コンプライアンスを遵守することができますし, 所得分散により, 節税の効果があります.

解　説

MS 法人の主な業務

MS 法人の主な業務としては, 以下のような取引があります.

- 医院, 歯科医院へ不動産の賃貸・管理
- 医療材料の販売や医療機器の販売・賃貸
- 院内歯科技工の請負
- 保険請求事務, 医療事務, 経理事務などの請負　など

医療法人の業務範囲

医療法人の業務範囲については, 大きく, 1. 本来業務, 2. 附帯業務, 3. 収益業務, 4. 附随業務, の 4 つに分けられます.

1. と2. については，医療法39条において，「病院，医師もしくは歯科医師が常時勤務する診療所，介護老人保健施設または介護医療院を開設しようとする社団または財団は，この法律の規定により，これを法人とすることができる」と規定されており，さらには医療法42条により，「医療法人は，その開設する病院，診療所，介護老人保健施設または介護医療院の業務に支障のない限り，定款または寄附行為の定めるところにより，次に掲げる業務の全部または一部を行うことができる」と業務範囲が規定されています．原則的に，この1.，2. については，どの形態の医療法人も業務として行うことができます．しかし，3.，4. については，いわゆる「社会医療法人（Q48 参照）」しか行うことができません．

収益業務

収益業務とは，総務省が定める日本標準産業分類のうち，次に掲げるものです．

- 農業
- 林業
- 漁業
- 製造業
- 情報通信業
- 運輸業
- 卸売・小売業
- 不動産業（「建物売買業，土地売買業」を除く）
- 飲食業，宿泊業
- 医療，福祉（病院，診療所または介護老人保健施設に係るものおよび医療法42条各号に掲げるものを除く）
- 教育，学習支援業
- 複合サービス事業
- サービス業

事例研究

具体的な例をあげると，よく医療機関の中にある売店などは，厳密に言うと，社会医療法人でないと運営することができません．しかし，これらの医療法人（社会医療法人でない医療法人）が行うことが望ましくない業務をMS法人が行うことにより，法令を遵守することができます．

その他，所得の分散効果があるということについては，具体的な数値を使いながら，説明します．

【前提条件】

個人事業の開業医と MS 法人の場合

収入金額：1 億円　課税所得金額：3,000 万円　消費税：免税事業者

住民税，課税所得金額は，所得税法上の金額と同額とし，均等割りは考慮しない．

個人事業税については，考慮しない．

MS 法人の法定実効税率を 26％とする．

□開業医だけの場合

開業医	（単位：千円）
収入金額（A）	100,000
課税所得金額（B）	30,000
所得税（C）	9,204
復興特別所得税（D）	193
住民税（E）	3,000
税負担合計（C＋D＋E）	12,397

□開業医で MS 法人に業務委託費などを年間 1,000 万円支払った場合

開業医	（単位：千円）
収入金額（A）	100,000
課税所得金額（B）	24,000
所得税（C）	6,804
復興特別所得税（D）	143
住民税（E）	2,400
税負担合計（C＋D＋E）	9,347

MS 法人	（単位：千円）
売上高（A）	10,000
経費合計（B）	4,000
課税所得金額（C） （A）－（B）	6,000
税負担合計（C）×26％	1,560

開業医と MS 法人の税負担合計は，10,907 千円となり，開業医だけの場合と比べて，1,490 千円の節税効果があります．これは，個人の税率と法人の税率の違いによって，所得を分散させることにより生じる節税効果になります．ただし，あくまで概算額での比較になりますので，実際に MS 法人を検討する際は，専門家に詳細な分析を依頼したほうが望ましいです．

3 医療法人のルール

55

医療法人の組織づくりのルールにはどのようなものがあるのか?

　現在，個人でクリニックを経営していますが，近いうちに医療法人化したいと思っています．医療法人でクリニックを経営する際の医療法人の組織づくりのルールにはどのようなものがあるのか教えてください

A｜**医療法人の業務執行は理事（長）が行い，この業務執行の方針を決めるのは理事全員で協議する理事会となります．そして，これらの理事を選任するのが医療法人の社員であり，社員総会が医療法人の最高の意思決定機関となります．**

　医療法人の大半を占める社団たる医療法人（以下，社団医療法人）には，社員で構成する「社員総会」，すべての理事で構成する「理事会」，医療法人の業務執行をする「理事」，医療法人の業務・財産状況を監査し，理事の業務執行を監督する「監事」を必ず置かなければならず，各機関が相互にけん制することで医療法人が機能することが想定されています（図2-3）．

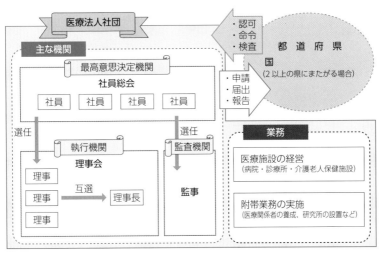

図 2-3　医療法人のイメージ図（社団の場合）

(厚生労働省：第 13 回社会保障審議会医療部会. 平成 22 年 11 月.)

解　説

- -

社員総会

　社員総会は，社団医療法人の構成員である社員によって，構成される医療法人の最高意思決定機関のことを指します（医療法 46 条の 3 以降）.

　ここでいう社員とは，クリニックの従業員（医療法人に雇用されている者）をいうのではありません. 医療法において，社員となる資格は直接規定されておらず，定款に「社員たる資格の得喪に関する規定」を定めることとされていますので（医療法 44 条 2 項 8 号），定款の定めに従うことになります. ただし，法人も社員となることはできますが，医療法人の非営利性（＝医療法人の構成員に利益の分配をしてはいけないこと）の観点から，株式会社のように営利追求する法人は社員になることができず，非営利の法人に限られます[1].

　また「社員≠出資者」となりますので，社員だからといって出資義務を負うことはありません. さらに，「社員≠役員」であることから，所有者たる地位と医療法人の業務執行者たる地位は分かれていることになります. なお，厚生労働省が提供するモデル定款[2]には年に 2 回（事業年度末月と決算承認月）は定時社員総会を開催することが推奨されています.

理事・理事長・監事

a 理　事

　医療法人は，医療法人の業務を執行する機関として，理事3名以上を選任しなければなりません（医療法46条の5第1項本文）．ただし，都道府県知事の認可を受けた場合は，1人または2人の理事を選任すれば足りるとされています（同項但書）（理事の資格や選任・解任については，Q56参照）．

b 理事長

　理事長は，原則として医師または歯科医師である理事の中から，理事会で1名を選出します（医療法46条の6第1項本文）．ただし，例外として，都道府県知事の認可を受けることができれば医師（歯科医師）以外の者が理事長に就任することも認められます（医療法46条の6第1項但書）．理事長は，医療法人を代表し，医療法人の業務に関する一切の裁判上または裁判外の行為をする権限を有し（医療法46条の6の2第1項），医療法人の登記事項証明書に役員としては唯一登記される機関となります．

　なお，医業（歯科医業）を目的とする医療機関には，主として医業を行うものであるときは臨床研修等修了医師に，主として歯科医業を行うものであるときは臨床研修等修了歯科医師に，これを管理させなければならないとして，管理者の設置を義務付けています（医療法10条）．医療法人が運営する医療機関が1ヵ所の場合には，「理事長＝管理者」となるケースが多いといえますが，2ヵ所以上の医療機関を運営する場合には，「理事長≠管理者」ではない医療機関が生じることになります．実務上は，医療機関の管理者は理事に加えなければならないとする通達があることから[1]，「理事＝管理者」には該当します．

c 監　事

　監事は，医療法人の業務や財産の状況について監査することを主な職務とする理事の業務執行を監督する機関です（医療法46条の8第1号）．監査した結果については毎会計年度，監査報告書を作成し，当該会計年度終了後3ヵ月内以内に社員総会および理事会に提出することとされています（医療法46条の8第3号）．

　医療法人は，監事を1名以上必ず置かなければなりません（医療法46条の5第1項）．監事の資格や選任・解任については，Q56を参照してください．

理事会

　理事会は，すべての理事で構成される医療法人の機関ですが，主な理事会の職務は，1. 医療法人の業務執行の決定，2. 理事の職務の執行の監督および，3. 理事長の選出および解職，となります（医療法46条の7第2項）．また，社団医療法人においては，以下の事項は必ず理事会で決定することを求められています（医療法46条の7第3項）．

1. 重要な資産の処分および譲り受け
2. 多額の借財
3. 重要な役割を担う職員の選任および解任
4. 従たる事務所その他の重要な組織の設置，変更および廃止
5. 定款の定めによる役員などの責任免除

司法書士 アドバイス　医療法人の理事・理事長・監事は，変更がなくても2年に1度は必ず選び直す必要があります．そして，理事長についてはその都度登記手続きも必要となりますので，忘れないようにご注意ください（詳細はQ60参照）．

参考文献
1) 厚生労働省：医療法人の機関について（平成28年3月25日医政発0325第3号1）
2) 厚生労働省：社団（出資額限度法人を含む），財団医療法人定款例 https://www.mhlw.go.jp/topics/bukyoku/isei/igyou/igyoukeiei/ruikei.html

Q56 理事・監事になるために必要な資格は何か？ また，選任・解任はどのようにして行うのか？

医療法人の設立にあたり，理事や監事を選任しなければならないようですが，理事や監事に必要な資格はあるのでしょうか．

また，選任の手続きはどのように行えばよいのでしょうか．解任をすることもできると聞いたことがあるので，念のため解任のための手続きも聞いておきたいです．

A 理事・監事については，医療法上，欠格事由が定められています．また，選任・解任は社員総会で行うことになります．

 理事・監事の資格については，医療法上に欠格事由が定められていますが，これに該当しない限りは特別な資格を持っている必要はありません．選任・解任のいずれについても，社員総会によって行うことになります．理事と監事で具体的な手続きが異なることもありますので，よく確認してから行う必要があります．

解 説

役員の資格

a 理事の資格

理事の資格については，医療法上，制限が定められており（医療法46条の5第5項，46条の4第2項），表2-9に該当しなければ，特別な資格などは持っている必要はありません．

表 2-9　役員になることができない欠格事由

欠格事由	欠格事由に該当する理由
1. 法人	医療法人の業務執行者となることから自然人でなければならない
2. 成年被後見人または被保佐人	判断能力が十分ではないとされるため,業務執行を行うことができない
3. 医療法,医師法,歯科医師法その他医事に関する法律で罰金以上の刑に処せられ,その執行を終わり,または執行を受けることがなくなった日から起算して2年を経過しない者	医療に関連する法律に違反していることから,医療法人の業務執行者としてふさわしくない
4. 3以外の刑罰で禁固以上の刑に処せられ,その執行を終わり,または執行を受けることがなくなるまでの者	執行猶予を除き,身体を拘束されるため,実際に業務執行をすることができない

ⓑ 監事の資格

　監事の資格については,理事同様に**表 2-9** の欠格事由に該当しないことが必要となります.これに加えて,監事は理事を監督する立場であることから,当該医療法人の理事または職員との兼任が禁止されています（医療法46条の5第8項）.

　監事の選任にあたって実務上問題となる点は,監事として妥当な人選が難しい点です.東京都福祉保健局医療政策部医療安全課が発行する「医療法人設立の手引」では,以下の者は監事に就任することができないとされています.

- ●医療法人の理事（理事長を含む）の親族（民法725条の規定に基づく親族）
- ●医療法人に拠出している個人（医療法人社団の場合）
- ●医療法人と取引関係・顧問関係にある個人,法人の従業員（例：医療法人の会計・税務に関与している税理士,税理士事務所などの従業員）

　実務的には,先輩・後輩の医師（歯科医師）などの知人や税理士・弁護士の専門家に就任を依頼する例も見られます.監事としての適任性・妥当性については,慎重に検討しなければなりませんが,個人で経営していたクリニックを医療法人化したような場合には,医療法人の社員は当該医療法人の医師の関係者になる事案が多く,日々忙しくしている医師が監事として適任といえる人的資源と出会うこと自体が困難であることなどから,現実的な対応としてはやむを得ない部分もあります.

役員の選任・任期

ⓐ 理事の選任・任期

　理事の選任は,社団医療法人においては,社員総会の決議によって行われます（医療法46条の5第2項）.この決議は,定款に特別な定めがなければ,総社員の過半数

の出席，かつ，出席社員の議決権の過半数によってなされることになります（医療法46条3の3第2項，同条第3項）．

このように，社団医療法人の理事は，社員が決めることになりますので，社員が重要なキーパーソンになることは言うまでもありません．

また，理事の任期は2年を超えることはできませんが，任期満了時に再任することは可能です（医療法46条の5第9項）．

b ▶ 監事の選任・任期

監事の選任・任期についても，基本的には理事と同様になります．

ただし，すでに監事が存在する場合，理事が新たに監事の選任議案（監事を追加する議案）を社員総会に提出するときは，監事の同意（監事が2人以上いる場合はその過半数の同意）が必要となりますので留意が必要です[*1]．また，このとき，監事は，社員総会において，監事の選任などについて意見を述べることができます[*2]．

役員の解任

医療法人の役員に対する監督機能の実効性を担保するというガバナンス強化の観点から，平成28年9月1日施行の医療法の改正により，役員の解任に関する規定が明文化されました．

a ▶ 理事の解任

社団医療法人においては，社員総会の決議によって，いつでも理事を解任することができます．理事の解任の決議については，選任の場合と同様，定款に特別な定めがなければ，総社員の過半数の出席，かつ，出席社員の議決権の過半数によってなされることになります（医療法46条の5の2第1項）（**表2-10**）．

b ▶ 監事の解任

監事についても，社員総会の決議によって，いつでも解任することができますが，決議の要件が理事の解任とは異なる点に注意が必要です．具体的には，定款に特別な定めがなければ，総社員の過半数の出席，かつ，出席社員の3分の2以上の賛成によってなされることになります（医療法46条の5の2第3項）（**表2-10**）．

---

*1　医療法46条の5の4，一般社団法人及び一般財団法人に関する法律72条1項
*2　医療法46条の5の4，一般社団法人及び一般財団法人に関する法律74条1項

表 2-10　解任の決議要件

	理事の解任	監事の解任
定足数	総社員の過半数の出席	
決　議	出席社員の過半数	出席社員の 3 分の 2 以上

c ▶ 解任された役員による損害賠償請求

　解任された役員は，解任について「正当な理由」がない場合には，医療法人に対して，解任によって生じた損害の賠償請求をすることができるとされていますので（医療法 46 条の 5 の 2 第 2 項），この点にも注意が必要です．

　ここでいう「正当な理由」の具体例としては，一般的には，1. 法令・定款に違反する行為が認められる場合，2. 心身の故障があり職務遂行に支障がある場合[*3]，3. 職務への著しい不適任が認められる場合[*4]があげられます．

　また，この場合の損害額の内容としては，当該役員が解任されなければ，残存任期中・任期満了時に得られたであろう利益（役員報酬・賞与，退職慰労金など）であると考えられています．

　理事や監事に変更があった場合だけでなく，今就任している理事や監事の住所が変更となった場合にも，事前に役員変更届の提出を求める都道府県もありますので，理事や監事の変更の場合には，その点についてもご注意ください．

＊3　最判昭和 57 年 1 月 21 日判タ 467 号 92 頁

＊4　東京高判昭和 58 年 4 月 28 日判時 1081 号 130 頁

Q57 理事・監事はどのような場合に損害賠償責任を負うのか？ 損害賠償責任を減免できるのはどのような場合か？

理事や監事に就任するにあたり，理事・監事がどのような責任を負う可能性があるのか知っておきたいと考えています．また，その責任を負わないようにするためにできることはあるのでしょうか．

A 理事・監事が「善管注意義務」に違反した場合には，医療法人や第三者との関係で損害賠償責任を負うことがあります．

弁護士

理事・監事が「善管注意義務」に違反した場合には，任務を怠ったものとされ，損害賠償責任を負うことがあり，その類型としては，医療法人に対する責任と第三者に対する責任の2類型があります．

理事・監事の損害賠償責任については，その減免を認める4つの制度がありますので，それぞれの制度をよく確認しておきましょう．

解　説

- -

理事・監事の損害賠償責任

理事・監事と医療法人は，委任関係にあるものとされていることから，理事・監事は，法律上，「善良な管理者の注意をもって，委任事務を処理する義務」（善管注意義務）を負うことになります（医療法46条の5第4項，民法644条）．つまり，理事・監事は，その職責に応じた注意義務を持って職務を行うことが必要となります．

理事・監事がこの善管注意義務に違反した場合には，任務を怠ったものとされ，その理事・監事は，損害賠償責任を負う可能性があります．具体的な損害賠償責任の類型としては，2つあり，以下で述べる，a. 医療法人に対する損害賠償責任，b.

第三者に対する損害賠償責任があります.

a 医療法人に対する損害賠償責任

①内　容

　　理事・監事は，その任務を怠ったことにより医療法人に損害が生じた場合には，その損害を賠償する義務を負います（医療法47条1項）.

②損害賠償責任の減免

　　医療法人に対する損害賠償責任については，所定の要件・手続きによる減免制度があります. 詳細は，後述「損害賠償責任の減免」をご参照ください.

③社員代表訴訟

　　理事・監事と医療法人の馴れ合いにより，医療法人が理事・監事に対して適切に損害賠償責任を追及することが期待できないこともあり得ます. そこで，医療法人が理事・監事に対する責任追及を行わない場合，当該医療法人の社員が医療法人に代わって理事・監事の責任追及の訴えを提起するという社員代表訴訟制度があります[1].

b 第三者に対する損害賠償責任

①内　容

　　理事・監事は，その職務を行うについて悪意または重大な過失があり，これによって第三者に損害が生じた場合には，その損害を賠償する義務を負います（医療法48条1項）.

②損害賠償責任の減免

　　医療法人に対する損害賠償責任と異なり，第三者に対する損害賠償責任については減免制度がありませんので，理事・監事は，第三者との関係では，責任を免れることはできません.

損害賠償責任の減免

　　理事・監事に対する責任追及を厳しく求めすぎると，理事・監事がリスクを負うことを回避し，消極的な意思決定のみしか行わず，その結果，医療法人の利益を損なうことにつながりかねません. また，理事・監事のなり手がいなくなり人材が確保できなくなることにもなり得ます. そこで，医療法上，理事・監事の医療法人に

---

[1]　医療法49条の2, 一般社団法人及び一般財団法人に関する法律278条

表 2-11　理事・監事の医療法人に対する損害賠償責任の減免制度一覧表

対象者	手続き	定款の定め	免除の範囲
理事 監事	総社員の同意	不要	全部免除
理事 監事	社員総会の決議 （出席社員の 3 分の 2 以上）	不要	一部免除
理事 監事	理事会の決議	必要	一部免除
非業務執行・非使用人理事 監事	責任限定契約の締結	必要	一部免除

表 2-12　最低責任限度額

役　職	最低責任限度額
理事長	報酬等相当額の 6 年分
代表理事以外の業務執行理事，使用人兼務理事	報酬等相当額の 4 年分
上記以外の理事，監事	報酬等相当額の 2 年分

対する損害賠償責任を減免する制度が設けられました[*2]（表 2-11）.

　具体的には，以下で述べる 4 つの制度があり，a. 総社員の同意による全部免除，b. 社員総会の決議による一部免除，c. 理事会の決議による一部免除，d. 責任限定契約による一部免除があります.

a 総社員の同意による全部免除

　総社員の同意があれば，理事・監事の医療法人に対する損害賠償責任をすべて免除することができます.

b 社員総会の決議による一部免除

　理事・監事が職務を行うにあたり善意であり重大な過失もない場合には，社員総会の決議により，表 2-12 の「最低責任限度額」を超える額の限度で，理事・監事の医療法人に対する損害賠償責任を免除することができます．この社員総会の決議は，通常の決議と異なり，出席社員の 3 分の 2 以上（定款で 3 分の 2 を超える割合を定めた場合はその割合）の賛成が必要となります（医療法 47 条の 2 第 2 項）.

　なお，この制度により理事の責任を免除する場合，議案を社員総会に提出する際に，

[*2]　医療法 47 条の 2 第 1 項，一般社団法人及び一般財団法人に関する法律 112 条〜116 条参照

監事全員の同意が必要となります.

c ▶ 理事会の決議による一部免除

　この制度に関する定款の定めがあれば，理事・監事が職務を行うにあたり善意であり重大な過失もない場合であって，特に必要と認めるときは，理事会の決議により，表 **2-12** の「最低責任限度額」を超える額の限度で，理事・監事の医療法人に対する損害賠償責任を免除することができます.

　なお，この制度については，定款の定めを設ける議案を社員総会に提出する際や定款の定めに基づいて責任の免除に関する議案を理事会に提出する際に，監事全員の同意が必要となります.

d ▶ 責任限定契約による一部免除

　この制度に関する定款の定めがあれば，理事のうち業務執行を行わない理事であり，かつ，使用人を兼務していない理事および監事に限っては，職務を行うにあたり善意であり重大な過失もない場合について，表 **2-12** の「最低責任限度額」または定款で定めた額のうち高い額に責任を限定する契約（責任限定契約）を締結することができます.

e ▶ 適用除外

　上記 b. 〜d. の制度は，理事が医療法人との間でいわゆる直接取引（直接取引については Q59 参照）を行ったことに伴う損害賠償責任については，適用することができませんので注意が必要です.

役員賠償責任保険（D&O 保険）

　役員が責任追及されるような場合に備えるために，医療法人向けの役員賠償責任保険（D&O 保険）もあり，近年は，これに加入する例も増えてきているように思われます.

　D&O 保険は，一般的には医療法人を保険契約者，役員を被保険者として，役員が損害賠償請求を起こされたことによる損害を担保するための保険契約を締結するものです. 理事・監事の人材確保が難しいときには，D&O 保険を利用して，理事・監事になることによるリスクを抑えることも考えられるでしょう.

D&O保険の支払保険料の税務処理について，基本契約（普通保険約款部分）の保険料を医療法人が負担した場合は，役員個人に対する給与課税を行う必要はありませんが，社員代表訴訟担保特約の保険料（特約保険料）を医療法人負担とした場合は，役員に対して経済的利益の供与があったものとして，給与課税を行う必要が生じる可能性があります．しかし，会社が利益相反の問題を解消するための一定の手続きを行えば，会社が特約保険料を適法に負担することができるとの解釈が示されました[1]．そのほか，契約内容によって取り扱いなど変わってきますので，詳細は税理士にご確認ください．

参考文献

1) コーポレート・ガバナンスの実践～企業価値向上に向けたインセンティブと改革～（平成27年7月24日公表）．別紙3 法的論点に関する解釈指針，p.11～12，2015.

Q 58 役員報酬を決めるにあたって気を付けるべきことはどのようなことか?

医療法人の設立に伴い，理事や監事に対して報酬を支払わなければなりませんが，報酬の金額を決めるにあたって気を付けることはありますか．また，医療法人のトップである理事長がすべて決めてはいけないのでしょうか.

役員報酬は，社員総会の決議によって決める必要があります.

医療法上，理事や監事の報酬を決めるにあたっては，定款に金額を定めていないときは，社員総会の決議によって定めるものとされています．社員総会の決議を経ずに，理事や理事会で報酬を決めることは認められません.

社員総会の決議では，理事（または監事）全体の報酬総額を決めることで足り，個々の理事ごとの報酬を決める必要まではありません.

解　説

- -

「報酬等」とは

医療法人が理事・監事に対して支払う「報酬等」の決め方については，医療法上，手続き的な規制が定められています.

ここで，規制の対象となる「報酬等」とは，「報酬，賞与その他の職務執行の対価として医療法人から受ける財産上の利益」とされています[*1]．つまり，職務執行の対価であれば，名目を問わず規制の対象となる「報酬等」に該当します．ただし，例えば，実費として交通費支給する場合など，職務執行のための費用として相当性のある金額を支給する場合には，「報酬等」には該当せず，規制の対象とはなりません.

---

*1　医療法 46 条の 6 の 4，一般社団法人及び一般財団法人に関する法律 89 条

理事の報酬等

a 決定手続き

　理事の報酬等については，定款に金額を定めていないときは，社員総会の決議によって定めるものとされています*2．この決議は，定款に特別な定めがなければ，総社員の過半数の出席，かつ，出席社員の議決権の過半数によってなされることになります（医療法46条3の3第2項，同条第3項）．

　このように，理事の報酬等を社員総会の決議で定めることとされているのは，理事自身で報酬等の額を決めることができるとすると，不当に高額となり，いわゆるお手盛りの危険があることから，これを防止するためです．したがって，仮に，理事の報酬等について客観的な支給基準や報酬規程があり，これに基づいて決めた報酬等であったとしても，社員総会の決議を経ていなければ，理事自身で報酬等を決めることはできません．

b 報酬総額の決定

　もっとも，社員総会の決議では，理事全体の報酬総額を決めることで足り，必ずしも個々の理事ごとの報酬等を決める必要はありません．実務的には，社員総会の決議で決められた理事全体の報酬総額の範囲内で，理事会において個々の理事の報酬等が決められることが多いと思われます．

　なお，このようにして社員総会の決議で，理事全体の報酬総額が決められた場合には，その報酬総額の範囲内で個々の理事の報酬が決められている限り，毎年，社員総会の決議を経なくても差し支えはありません．

監事の報酬等

a 決定手続き

　監事の報酬等についても，理事の報酬等と同様に，定款に金額を定めていないときは，社員総会の決議によって定めるものとされています*3．この決議は，定款に特別な定めがなければ，総社員の過半数の出席，かつ，出席社員の議決権の過半数によってなされることも理事と同様です（医療法46条3の3第2項，同条第3項）．

＊2　医療法46条の6の4，一般社団法人及び一般財団法人に関する法律89条
＊3　医療法46条の8の3，一般社団法人及び一般財団法人に関する法律105条1項

表 2-13　監事の報酬等の決定として認められない例

> ×　理事の報酬総額と監事の報酬総額を区別せずに一括して決めること
> ×　社員総会の決議で決められた監事全体の報酬総額の範囲内で理事長が決めること
> 　→　いずれも監事の独立性を確保するために，認められません！

b 報酬総額の決定

　監事が 2 人以上存在する場合であっても，理事と同様に，社員総会の決議では，監事全体の報酬総額を決めることで足り，必ずしも個々の監事ごとの報酬等を決める必要はありません．ただし，監事は理事を監督する立場であることから，監事の独立性を確保するために，理事の報酬総額と監事の報酬総額を区別せずに一括して決めることはできません．また，同様の観点から，社員総会の決議で決められた監事全体の報酬総額の範囲内であっても，個々の監事の報酬等を理事長や理事会が決定することはできません（表 2-13）．

　監事が 2 人以上いる場合で，社員総会の決議で監事全体の報酬総額のみが決められたときには，個々の監事の報酬等は，その報酬総額の範囲内で，監事間の協議によって決めることになります[*4]．

税理士ミニアドバイス

　医療法人がその理事・監事に対して支給する給与（退職給与・使用人兼務役人に対する使用人分に係る給与などは除く）のうち，次の給与に該当しないものは，損金の額に算入されませんので，ご注意ください（Q37 参照）．

　　1.　定期同額給与
　　2.　事前確定届出給与
　　3.　業績連動給与

[*4]　医療法 46 条の 8 の 3，一般社団法人及び一般財団法人に関する法律 105 条 2 項

Q 59

理事が医療法人と取引をする場合には，どのようなことに気を付ければよいか？

当医療法人では，理事からの頼みで，理事に対してお金を貸すことを考えています．

このような場合に何か気を付けることはあるのでしょうか．

A

理事が医療法人と取引をする場合には，理事会による承認手続きが必要となります．

弁護士

理事が独自にクリニックを開業しようとする場合や医療法人と取引をしようとする場合には，理事会の承認を受ける必要があります．取引後については，理事会に報告する義務があります．

また，理事会の承認を受けないでクリニックを開業した場合や医療法人と取引をしたことでその医療法人に損害が生じた場合について，理事の賠償責任に関する特則があります．

解　説

特別代理人制度の廃止と理事会による承認手続きの創設

従来，理事と医療法人との利益が相反する事項については，特別代理人を選任し，当該特別代理人が理事の代わりとなって対応することとされていましたが（改正前医療法46条の4第6項），平成28年9月1日施行の医療法改正によって，この特別代理人制度が廃止されました．

特別代理人制度の廃止に伴い，表2-14の取引を行おうとする場合には，当該理事は，理事会に重要な事実を開示した上で，承認を受けなければならないこととされました[*1]．つまり，従来の特別代理人制度に代わり，理事会の承認手続きを経るもの

[*1] 医療法46条の6の4，一般社団法人及び一般財団法人に関する法律84条1項

表 2-14　承認が必要な取引

①理事が自己または第三者のために医療法人の事業の部類に属する取引をしようとするとき（競業取引）
→ 　具体例　理事が医療法人の運営する医療機関の近隣でクリニックを開業しようとするとき

②理事が自己または第三者のために医療法人と取引をしようとするとき（利益相反取引・直接取引）
→ 　具体例　医療法人が理事に対して金銭を貸し付けようとするとき

③医療法人が理事の債務を保証することその他理事以外の者との間において医療法人と当該理事との利益が相反する取引をしようとするとき（利益相反取引・間接取引）
→ 　具体例　医療法人が理事の配偶者の借金について連帯保証をしようとするとき

とされました．なお，当該理事は，その理事会の承認について特別の利害関係を有することから，議決に加わることはできません[*2]．

議事録の作成

　理事会の議事については，議事録を作成することとされており，原則として出席した理事や監事は議事録に署名（または記名押印）をしなければなりませんので[*3]，競業取引や利益相反取引について理事会の承認手続きを経た際にも，議事録の作成を忘れないようにしましょう．この議事録には法令所定の事項（開催日時・場所，議事の経過の要領・結果，特別の利害関係を有する理事の氏名，議長の氏名など）[*4]を記載する決まりとなっており，議事録は理事会の日から 10 年間は備え置かなければなりません[*5]．

競業取引・利益相反取引後の報告

　理事会の承認を受けて，上記の取引を行った理事は，取引を行った後に遅滞なく，その取引についての重要な事実を理事会に報告しなければなりませんので[*6]，忘れることのないよう注意が必要です．この報告がされた理事会の議事録を作成することも必須ですので，この点も忘れないようにしましょう．

＊2　医療法 46 条の 7 の 2，一般社団法人及び一般財団法人に関する法律 95 条 2 項
＊3　医療法 46 条の 7 の 2，一般社団法人及び一般財団法人に関する法律 95 条 3 項
＊4　医療法 46 条の 7 の 2，同法施行規則 31 条の 5 の 4
＊5　医療法 46 条の 7 の 2，一般社団法人及び一般財団法人に関する法律 97 条
＊6　医療法 46 条の 7 の 2，一般社団法人及び一般財団法人に関する法律 92 条 2 項

競業取引・利益相反取引に伴う責任

競業取引・利益相反取引については，医療法上，役員の賠償責任（一般的な賠償責任については Q57 参照）に関する特則が定められています．その内容を整理すると以下のとおりとなります．

ⓐ 理事会の承認を受けないで競業取引を行った場合

理事会の承認を受けないで理事が競業取引を行った場合には，その理事は法令に違反する行為を行ったことになります．

そして，その取引によって理事または第三者が得た利益の額が，医療法人に生じた損害の額であると推定されます（医療法 47 条 2 項）．本来であれば，医療法人に生じた損害の額は，損害賠償請求をする医療法人側で証明しなければなりませんが，一般的にこの証明は難しいため，証明の負担を軽減する特則です．これにより，医療法人は，理事に対する損害賠償請求を行いやすくなります．

ⓑ 理事会の承認を受けないで利益相反取引を行った場合

理事会の承認を受けないで理事が利益相反取引を行った場合には，その理事は法令に違反する行為を行ったことになります．

そして，利益相反取引により医療法人に損害が生じた場合には，理事会による承認の有無にかかわらず，以下の理事が任務を怠ったものと推定されます（医療法 47 条 3 項）．本来であれば，理事が任務を怠ったことは，損害賠償請求をする医療法人側で証明しなければなりませんが，この証明の負担を軽減する特則です．したがって，理事側で任務を怠らなかったことを証明しなければ理事が責任を負うことになります．

1. 利益相反取引を行った理事
2. 利益相反取引をすることを決定した理事
3. 利益相反取引に関する理事会の承認決議に賛成した理事

ここで，3．について，積極的に賛成していなくても，理事会に参加し，かつ，理事会の議事録に異議をとどめなかった理事は，決議に賛成したものと推定されますので注意が必要です*7．

ⓒ 理事会の承認を受けて競業取引を行った場合

理事会の承認を受けることにより競業取引を行う理事の責任が免責されるもので

---

*7　医療法 46 条の 7 の 2，一般社団法人及び一般財団法人に関する法律 92 条 5 項

はありません．理事会の承認を受けていたとしても，競業取引を行うに際して，理事に任務を怠ったことが認められるときは責任を負うことになります．もっとも，この場合についての特則はなく，一般的な賠償責任（Q57 参照）の考え方に従うことになります．

d 理事会の承認を受けて利益相反取引を行った場合

　上記 b の場合と同様に，利益相反取引により医療法人に損害が生じた場合には，理事会による承認の有無にかかわらず，上記 1. ～3. の理事が任務を怠ったものと推定されます（医療法 47 条 3 項）．

Q 60 医療法人が行う報告にはどのようなものがあるか?

医療法人を設立してから初めての会計年度が終了しました．税務申告は税理士に依頼してありますが，ほかに医療法人として何か報告することはないでしょうか．

すべての医療法人は，会計年度終了後 3ヵ月以内に事業報告書等の届出をしなければならず，ほかにも資産総額の変更や役員の任期満了に伴う改選（役員変更）登記手続きおよびそれに関する役員変更届出や登記事項の届出を行う必要があります（表 2-15）.

医療法人（外部監査を受けなければならない医療法人を除く）は，毎会計年度終了後 3ヵ月以内に，事業報告書，財産目録，貸借対照表，損益計算書，関係事業者との取引の状況に関する報告書その他厚生労働省令で定める書類（以下，事業報告書等）および監事の監査報告書を都道府県知事に届け出る必要があります（医療法 52 条 1 項）.

また，医療法人が，組合等登記令の規定に基づき登記したときは，登記事項および登記の年月日を，遅滞なくその主たる事務所の所在地の都道府県知事に届け出なければならず（医療法施行令 5 条の 12），医療法人の役員に変更があったときは，新たに就任した役員の就任承諾書および履歴書を添付して，遅滞なく，その旨を都道府県知事に届け出る必要があります（医療法施行令 5 条の 13）.登記事項の届出には登記事項に変更の記載がある医療法人の登記事項証明書を添付する必要がありますので，届出の前提行為として，法務局に対し登記申請を行う必要があります.

表 2-15　医療法人に求められる定期的な手続き（主要なもの）

手続き項目	提出先	提出期限	提出するもの
決算届出	都道府県	会計年度終了後3ヵ月以内	・事業報告書 ・財産目録 ・貸借対照表 ・損益計算書 ・関係事業者取引状況報告 ・監事監査報告書
登記手続き	法務局	登記内容変更後2週間以内	・登記申請書（資産総額の変更や役員の変更）
登記届	都道府県	登記後遅滞なく	・登記事項変更届
役員変更届	都道府県	変更後遅滞なく	・役員変更届

解　説

事業報告書等の届出

すべての医療法人は，医療法人の透明性の確保を図るために，会計年度終了後3ヵ月以内に事業報告書等の届出を行う義務を負っています．各都道府県によって，事業報告書等の届出の方法に多少の差異がありますので，実際に事業報告書等の届出をする場合には，提出先の都道府県のホームページなどで提出上のルールを確認してから，提出することをお勧めします．

なお，事業報告書等の届出義務に違反して，届出をしなかったり，または虚偽の届出をしたときは，医療法人の理事・監事を上限20万円として過料に処することができるとされています（医療法93条6号）ので，ご注意ください．

登記事項の届出・役員変更届

ⓐ 登記事項の届出

医療法人に関する登記事項（登記事項証明書に記載される項目）には，「医療法人の名称・主たる事務所・目的・理事長・資産の総額・存続期間等」があります．資産の総額は「総資産−負債」であり，すわなち「純資産の額」と同義になります．通常，1年間医業経営をした医療法人であれば，決算確定後の純資産の額と前年度の純資産の額が一致するということはめったになく，医療法人の資産の総額については，毎会計年度後にその額が変更することが多いと考えられます．

また，医療法人の役員の任期は，2年を超えることができません（医療法46条の5第9項）ので，2年の任期満了後に同じ者が理事長に再任（重任）する場合でも，そ

の都度，登記手続きは必要となります．

　以上のことから，医療法人は，1年に1度は資産総額の変更の登記手続きを行い，2年に1度は理事長に関する変更（重任の場合を含む）の登記手続きを行う場合が多く，登記手続き完了後は，遅滞なく，都道府県知事に対し，登記事項の届出を行う必要があります．

b 役員変更届

　上記のとおり，医療法人の役員の任期は，2年を超えることができませんので，2年に1度は役員の改選を行う必要があります．また，役員の一部が任期の途中で辞任や死亡により退任した場合や役員の住所または氏名に変更が生じた場合においても，医療法人の役員が変更した旨を都道府県知事に届け出る必要があります（医療法施行令5条の13）．なお，届出書類の書式は，都道府県によって異なりますので，実際に提出をする際には，事前に確認してから届出書を作成するようにしてください．

　理事長の改選や資産の総額に変更があった場合の登記手続きは，それらの変更があってから理事長の改選については2週間以内に，資産総額の変更については事業年度の末日から3ヵ月以内に行う必要があります．そして，それらの期間経過後に登記手続きを行うと登記懈怠として，過料に処せられることになりますので，手続きについての時期については十分にご注意ください．

Q 61

「関係事業者」との取引に関する情報開示とはどのようなことを行う必要があるのか?

先輩医師より, 近年の医療法の改正で医療法人関係事業者との取引に関する情報を開示しなければならなくなったと聞きました. 具体的にどのようなことをすればよいのか教えてください.

A

事業報告書等を提出する際に「関係事業者との取引の状況に関する報告書」も併せて提出する必要があります.

平成 29 年 4 月 2 日以降に開始する医療法人の事業年度から, 一定の関係事業者との取引については, 事業報告書等の報告と併せて「関係事業者との取引の状況に関する報告書」も都道府県知事に提出することになりました (図 2-4).

3

医療法人のルール

法人名 _____
所在地 _____

医療法人番号 ☐ ☐ ☐ ☐

関係事業者との取引の状況に関する報告書

(1)法人である関係事業者

種類	名称	所在地	資産総額(千円)	事業内容	関係事業者との関係	取引の内容	取引金額(千円)	科目	期末残高(千円)

(取引条件及び取引条件の決定方針等)

(2)個人である関係事業者

種類	氏名	職業	関係事業者との関係	取引の内容	取引金額(千円)	科目	期末残高(千円)

(取引条件及び取引条件の決定方針等)

図 2-4 「関係事業者との取引の状況に関する報告書」(東京都)

215

解　説

「関係事業者との取引の状況に関する報告書」の概要

　医療法人が医療機関を運営する中で，MS 法人を活用するケースがあります（Q52 参照）が，非営利法人（法人の構成員に配当することが禁じられている法人）である医療法人から営利法人（法人の構成員に配当することが目的とされている法人）である MS 法人に対して不当に利益が移転することを防止する観点からこの報告書の提出が求められるようになりました．

　すでに平成 29 年 4 月 2 日以降に開始する医療法人の事業年度から提出が求められていますので，これから医療法人を設立する場合には，この報告書の提出が必須となります．なお，提出が求められるのは医療法人のみとなり，個人開業医は該当しません．

関係事業者（報告の対象となる取引の相手方）とは

　医療法人の非営利性の徹底が目的であることから，以下のような場合には，医療法人の関係事業者に該当することになります（医療法施行規則 32 条の 6 第 1 号）．

● 取引の相手が個人の場合

　医療法人の役員又は近親者（以下，「医療法人関係者」といい，近親者は配偶者又は二親等内の親族をいいます）

● 取引の相手が法人の場合

1. 医療法人関係者が代表者である法人
2. 医療法人関係者がその取引先法人の議決権の過半数を有している法人
3. 他の法人の役員が医療法人の議決権の過半数を占めている場合の他の法人
4. 3. の法人の議決権の過半数を有する他の法人

　1. 2. は，医療法人関係者が支配するような事例であり，3. 4. については，医療法人が支配されるような事例となります．これらの法人は，医療法人との関係で関係事業者となりますので，報告の対象となる取引をした場合には，都道府県知事への報告の対象となります．

報告の対象となる取引の類型

　取引先（関係事業者）の要件が満たされていたとしても，以下の 6 つの基準（医療

表2-16　報告が必要となる取引の類型

取引の要素（基準）	要件（両方を満たすこと）	想定される取引
①事業収益（費用）の額	①の額が 1,000 万円以上 ①の総額の 10%以上	・MS 法人から受託する業務 ・MS 法人への支払い
②事業外収益（費用）の額	②の額が 1,000 万円以上 ②の総額の 10%以上	・MS 法人から受け取る収益 ・MS 法人に対し支払う費用
③特別利益（損失）の額	③の額が 1,000 万円以上	・MS 法人との売買
④総資産・総負債の額	④の総額が総資産の 1%以上 ④の額が 1,000 万円超	
⑤資産（資金貸借，有形固定資産および有価証券）の個別取引の額	⑤の総額が総資産の 1%以上 ⑤の額が 1,000 万円超	・MS 法人に対する賃貸借 ・MS 法人からの借り入れ
⑥事業譲り受け（譲渡）の額	⑥の総額が総資産の 1%以上 ⑥の額が 1,000 万円超	

法施行規則 32 条の 6 第 2 号）に該当しなければ，関係事業者との取引状況報告書を作成する必要はありません．

1. 事業収益または事業費用の額が 1,000 万円以上であり，かつその医療法人の当該会計年度における事業収益または事業費用の総額の 10%以上を占める取引
2. 事業外収益または事業外費用の額が 1,000 万円以上であり，かつその医療法人の当該会計年度における事業外収益または事業外費用の総額の 10%以上を占める取引
3. 特別利益または特別損失の額が 1,000 万円以上である取引
4. 資産または負債の総額が，当該医療法人の会計年度末日において総資産額の 1%以上を占め，かつ 1,000 万円を超える残高になる取引
5. 資金貸借，有形固定資産および有価証券の売買その他の取引の総額が 1,000 万円以上であり，かつ当該医療法人の会計年度末日において総資産額の 1%以上を占める取引
6. 事業譲り受けまたは譲渡の場合における資産または負債の総額のいずれか大きい額が 1,000 万円以上，かつ当該医療法人の会計年度末日において総資産額の 1%以上を占める取引（表 2-16）．

報告書の記載内容

東京都における「関係事業者との取引の状況に関する報告書」の様式は，図 2-4 のとおりとなり，法人と個人の別に記載個所があります．

また，医療法人が関係事業者と，報告の対象となる取引をした際には，取引内容

を記載する必要がありますが，該当する取引がない場合には，空欄に「該当なし」
と記載し，提出すれば問題ありません．

　なお，この報告書について記載せず，または虚偽の記載を届け出た場合には，医
療法人の理事や監事は 20 万円以下の過料に処せられることがあります（医療法 93 条
5 号）ので，遅れずに正しい報告をするように心掛けることが重要です．

4 税務・会計

Q 62

中小企業向け所得拡大促進税制とは何か？

従業員の給与を上げようと思っています．中小企業向け所得拡大促進税制というものがあると聞いたのですが，それはどういった制度なのでしょうか．

A

従業員の給与を 1.5％以上増加させるなどの一定の要件を満たすことで税額控除を取ることができます．

税理士

従業員の給与を増やすことによって，税制上優遇される制度です．従業員の昇給を検討する際には，こちらの税制の適用を受けられるかどうかをよく税理士と相談した上で，検討したほうがよいと思います．

解　説

中小企業向け所得拡大促進税制は，青色申告書を提出している中小企業者などが，一定の要件を満たした上で，前年度より給与等の支給額を増加させた場合，その増加額の一部を法人税（開業医の場合は，所得税）から税額控除できる制度です．通常の場合と上乗せの場合で要件が異なります．図2-5のようなイメージになります．

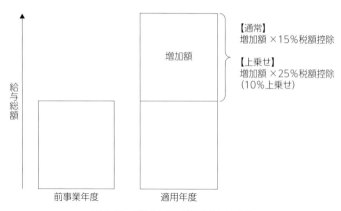

図2-5　所得拡大促進税制のしくみ

中小企業向け所得拡大促進税制の通常部分

　通常の場合ですが，継続雇用者に支払った給与等の総額について，適用年度において前事業年度と比べて1.5％以上増加していることが適用の要件です．この要件を満たす場合は，全従業員に支払った給与等総額の前年度からの増加額の15％を税額控除できます．ただし，調整前法人税額（開業医の場合は調整前所得税額）の20％が上限です．継続雇用者とは，以下のすべてを満たす従業員を指します．

- 前事業年度および適用年度のすべての月分の給与等の支給を受けた国内雇用者．
- 前事業年度および適用年度のすべての期間において雇用保険の一般被保険者である．
- 前事業年度および適用年度のすべてまたは一部の期間において高年齢者雇用安定法に定める継続雇用制度の対象となっていない．

　つまり，以下のような者は，継続雇用者に該当しないこととなります．

- 前事業年度または適用年度の途中で採用された者，退職した者．
- 前事業年度または適用年度のすべてまたは一部の期間において産休・育休などにより休職しており，その間給与等の支給がない月があった者（産休・育休手当などは給与等に含まれると解される）．
- 前事業年度または適用年度のすべてまたは一部の期間においてパート・アルバイト・時短勤務などにより，雇用保険の一般被保険者でなかった者．
- 前事業年度の開始以降適用年度の終了までの間に高年齢者雇用安定法に定める継続雇用制度の対象となった者．

中小企業向け所得拡大促進税制の上乗せ部分

　上乗せ支給の場合の要件ですが，継続雇用者に支払った給与等の総額について，適用年度において前事業年度と比べて2.5％以上増加しており，かつ，以下のいずれかを満たす場合は，全従業員に支払った給与総額の前年度からの増加額の25％を税額控除できます．ただし，調整前法人税額（開業医の場合は調整前所得税額）の20％が上限です．

● 適用年度における教育訓練費の額が前事業年度における教育訓練費の額と比べて10％以上増加していること．

● 適用年度終了の日までに中小企業等経営強化法に基づく経営力向上計画の認定を受けており，経営力向上計画に基づき経営力向上が確実に行われたことにつき証明がされていること．

　教育訓練の対象者は，医療法人または開業医のその事業に係る国内雇用者で役員・個人事業主など一定の者は除かれます．また，対象となる教育訓練費の範囲は，大きく以下の3つとなります．

● 法人などが教育訓練等を自ら行う場合の費用（外部講師謝金など，外部施設使用料など）

● 他の者に委託して教育訓練等を行わせる場合の費用（研修委託費）

● 他の者が行う教育訓練等に参加させる場合の費用（外部研修参加費）

　次に経営力向上計画とは，中小企業等経営強化法に基づき，医療法人または開業医が，コスト管理などのマネジメントの向上や設備投資など，自社の経営力を向上するために実施する計画です．認定された医療法人または開業医は，税制や金融の支援などを受けることができます．また，計画申請においては，経営革新等支援機関のサポートを受けることができます．詳細の記述は省略しますが，医療法人の理事長または開業医は，これらの制度があるということを知っておき，税理士に従業員の給与の金額などを相談してみてください．

この税制の適用を受けるために，昇給をする場合は，注意してください．その後，業績が思ったほど上がらず，減給をしようとする際に，労働契約法8条の規定により，労働者と使用者の合意がないと労働条件を変更することができません．

　「（労働契約の内容の変更）八条　労働者及び使用者は，その合意により，労働契約の内容である労働条件を変更することができる」．つまり，立場の弱い従業員を守るため，法律で一定の制限があります．ただし，あらかじめ就業規則に降格の規定を設けて，その降格により役職が引き下げられ，結果的に減給される場合など一定の場合には，労働者および使用者の合意がなくても，減給することは可能となります．いずれにしても，昇給を検討する場合は，短期的な税務メリットだけを考えるのではなく，従業員のモチベーションなども踏まえた上で，総合的に検討すべきと思います．

　この税制の適用を受けるために，昇給をし，後に，就業規則を変更して減給する場合には，就業規則を労働者の不利益に変更したことになりますので，この変更には，厳しい法的規制が及びます．具体的には，就業規則の変更が有効とされるためには，この変更が，1．労働者の受ける不利益の程度，2．労働条件の変更の必要性，3．変更後の就業規則の内容の相当性，4．労働組合などとの交渉の状況などの事情に照らして合理的であり，かつ，変更後の就業規則が周知されていることが必要になります（Q17参照）．

Q 63

「医療法人会計基準」とはどのようなものか？　決算にあたって留意しておくことはあるか？

基本的には，会計処理などは税理士にお願いするつもりですが，開業し，医療法人を運営していく中で，ある程度のことをわかっておきたいと思っています．「医療法人会計基準」というのを聞いたことがありますが，これはどのようなものなのでしょうか．また，決算にあたって気を付けるべきことはあるでしょうか．

A

「医療法人会計基準」には，厚生労働省令によるものと四病院団体協議会によるものがあり，それぞれの位置付けは異なります．また，決算に関連して，都道府県知事に提出すべき書類がありますので注意してください．

一般的に「医療法人会計基準」といわれるものには，1. 大規模な医療法人に適用することが義務付けられる厚生労働省令による「医療法人会計基準」と，2. 通常の医療法人において適用することが可能な（適用することが義務付けられてはいない）四病院団体協議会の「医療法人会計基準」があり，それぞれの位置付け・内容は異なっています．また，医療法人については，一般の法人にはない，毎期，都道府県知事に提出すべき書類がありますので，その書類の内容も理解しておくとよいでしょう．

解　説

「医療法人会計基準」の制定経緯

従来，医療法人については，決算書に関する表示基準はありましたが，具体的な会計処理基準がないという問題を抱えており，実務上は，「病院会計準則」等を参考

表 2-17　大規模医療法人の要件

医療法人の種類	要　件
通常の医療法人	負債額の合計額 50 億円以上 または 収益額の合計額 70 億円以上
社会医療法人 （※社会医療法人については Q48 参照）	負債額の合計額 20 億円以上 または 収益額の合計額 10 億円以上 または 社会医療法人債を発行する社会医療法人

に計算書類の作成が行われてきました．そういった中で，平成 19 年 4 月 1 日施行の第五次医療法改正により，「医療法人の会計は，一般に公正妥当と認められる会計の慣行に従うものとする」（医療法 50 条）という会計慣行を斟酌する規定が明文化され，平成 26 年 3 月 19 日付けの厚生労働省通知[1] では，四病院団体協議会において取りまとめられた「医療法人会計基準に関する報告書」が医療法上の「一般に公正妥当と認められる会計の慣行」の 1 つとして認められるものとして位置付けられました．

さらに，平成 29 年 4 月 2 日施行の医療法改正により，四病院団体協議会の「医療法人会計基準」をベースとしつつ，大規模な医療法人に適用することを義務付けた厚生労働省令による「医療法人会計基準」が制定されました．

このように，一般的に「医療法人会計基準」といわれるものとしては 2 種類のものがあり，それぞれの位置付け・内容は以下のように異なります．

厚生労働省令の「医療法人会計基準」

a　概　要

医療法人が作成する事業報告書等の会計処理の方法や財務会計情報として整備すべき内容を規定するために制定されました．そして，平成 28 年 4 月 20 日付けの厚生労働省通知[2] では，作成および公告が必要な書類等についての運用指針が定められています．

b　適用が義務付けられる大規模医療法人

医療法人の経営の透明性を確保する観点から，大規模医療法人の要件を満たす医療法人については，厚生労働省令の「医療法人会計基準」を適用することが義務付けられています（表 2-17）（医療法 51 条 2 項，同法施行規則 33 条の 2，医療法人会計基準 1 条）．

c 公認会計士または監査法人の監査

　医療法人会計基準の適用が義務付けられる大規模な医療法人は，財産目録，貸借対照表，損益計算書について，公認会計士または監査法人の監査を受けなければならないこととされました（医療法51条5項）．

四病院団体協議会の「医療法人会計基準」

　平成28年4月20日付の厚生労働省通知[2]では，平成26年3月19日付の厚生労働省通知[1]について，「従前通りの取扱いとする」とされています．つまり，厚生労働省令の「医療法人会計基準」が制定された後も，大規模医療法人でない医療法人については，四病院団体協議会の「医療法人会計基準」を採用することも可能であると考えられます．

　また，平成26年3月19日付の厚生労働省通知[1]では，四病院団体協議会の「医療法人会計基準」について，「医療法人に対して積極的な活用が図られるよう，特段の御配慮をお願いしたい」とされるにとどまっていることから，必ずしも大規模医療法人でない医療法人に適用することが義務付けられるものではありません．

医療法人の決算および都道府県知事への届出

　医療法人の決算について，「医療法人は，毎会計年度終了後2ヵ月以内に，事業報告書，財産目録，貸借対照表，損益計算書，関係事業者[*1]との取引の状況に関する報告書その他厚生労働省令で定める書類（以下，事業報告書等）を作成しなければならない」（医療法51条1項）とされ，作成義務のある決算に関する書類が明確にされています．

　そして，医療法人（社会医療法人を除く）は，次に掲げる書類を毎会計年度終了後3ヵ月以内に都道府県知事に届出をする必要があります（医療法52条）．

　これに違反して都道府県知事に届出をしなかったり，または，虚偽の届出をしたときには，医療法人の理事等は20万円以下の過料に処せられることになります（医療法93条6号）．

● 事業報告書等
● 監事の監査報告書

[*1] 理事長の配偶者がその代表者であることその他の当該医療法人またはその役員と厚生労働省令で定める特殊の関係がある者をいう．

●医療法人会計基準の適用が義務付けられる大規模な医療法人にあっては，公認会計士等の監査報告書

医療法人の理事などが把握しておくべきポイント

医療法人の理事長や理事は，医師であったり，医師の配偶者であったり，税務や会計の専門家ではないケースがほとんどですので，税務や会計に関する知識がない人が多いかと思います．大事な会計周りを税理士にすべて任せてしまい，本業に専念するというのもよいかもしれませんが，医療法人がどのような財産状況でどのような収支になっているかを最低限把握するために，最低限の簿記の知識を勉強されることをお勧めします．具体的には，医療法人特有の会計とは異なりますが，日商簿記2・3級くらいの知識を身につけるか，事業報告書等が作成されたときに，内容の説明を税理士に求めてみてください．

参考文献
1) 厚生労働省：医療法人会計基準について（平成26年3月19日医政発0319第7号）
2) 厚生労働省：医療法人会計基準適用上の留意事項並びに財産目録，純資産変動計算書及び附属明細表の作成方法に関する運用指針（平成28年4月20日医政発0420第5号）

5 分院開設

64

分院を開設するにはどのくらいの時間がかかるのか?

一緒に働いている医師の1人を別のエリアの責任者として分院の開設を考えています. 分院開設までにかかる時間はどのくらいでしょうか.

A

分院の詳細が決まってからの事務手続きとしては3ヵ月程度の時間が必要となります.

医療法人の分院開設は, その医療法人の定款の内容を変更することになります (医療法44条2項3号) ので, 医療法上の手続きとしては, 定款変更に関する事務手続きが必要になります. 医療法人が分院を開設する場合には, 分院開設に関する定款変更認可仮申請から定款変更認可書の交付まではおおむね3ヵ月は必要な期間として予定しておくことがよいでしょう (図2-6).

```
分院開設の検討開始
    ↓
定款変更に関する社員総会決議
    ↓
定款変更認可仮申請
    ↓
定款変更認可申請
    ↓
変更認可書の受領
目的などの変更登記
    ↓
分院に関する診療所開設許可・
保険医療機関指定申請
    ↓
分院での診療開始
```

図2-6 分院開設までのスケジュール (東京都における医療法人社団の場合)

解　説

分院開設を考える

　医療法人のメリット（Q46 参照）の１つに分院開設があり，医療法人の規模を拡大するためには分院開設が効果的です．もっとも，分院を開設するということは診療拠点を増やすことになりますので，医療法人の経営に支障がないように分院の立地やライバルとなる医療機関の調査，本院から分院に異動する人材の選択など経営上重要な決断をすることになります．分院の開設を検討し始めた際には，本院を経営している経験から分院の採算性を検討すると思われますが，この段階の検討が分院の運営を左右するといえますので，十分に納得のいくまで検討することが必要です．

定款の変更

　分院の具体的な内容が決定した段階で，分院を開設することについて医療法人内部で決議することが必要となります．

　医療法人は，医療法人の設立に際し，その医療法人と構成員である社員との間のルールとして定款を作成します（医療法 44 条 2 項）．定款には「開設しようとする病院，診療所または介護老人保健施設の名称および開設場所」に関する事項を定める必要があり，分院の開設は開設しようとする診療所などが増えることになりますので，定款変更の手続きが必要となります．

　具体的な定款変更の手続きについては，Q65 をご覧ください．

定款変更の手続きに必要な期間

　医療法人設立の認可申請については，年に 2〜3 回の時期のみとする都道府県が多いですが（Q50 参照），分院開設に関する定款変更については申請期間は限定されていません．ただし，分院の開設についても，医療法人の設立認可申請のときと同様に医療機関としての事業計画書などの添付が求められます．

　もっとも，都道府県医療審議会の意見徴収は行われないことから，定款変更申請から実際に認可が下りるまでの期間は 2〜6 週間としている都道府県が多いようです．なお，東京都が公表している標準処理期間は 25 日（＝土日を除くと 5 週間）となっていることからも，事前の相談の期間も考慮すると約 3 ヵ月は定款変更の認可を取得するまでの期間として想定したほうがよいでしょう．

分院開設に伴い必要な事務

　分院の開設に際し，定款変更の認可の取得以外にも，医療機関として診療行為をするためには，所管保健所に対し，診療所の開設許可申請を行い，実際に開設した後に診療所開設届を提出する必要があります．また，分院において保険診療を行うのであれば，保険医療機関指定申請をする必要があります．これらは，医療法人を設立した際に行った諸手続きと同じとなりますので，Q49も併せてご覧ください．

　なお，分院の開設については，個人経営が医療法人化した場合と異なり，保険医療機関の指定申請期日の遡及の取り扱いは認められません[1]（例えば，8月の一定期日までに保険医療機関の指定申請をした場合には，通常9月1日に保険医療機関としての指定を受けることになり，9月1日以降の診療分しか保険診療として認められない）ので，分院開設日については十分に注意が必要です．

参考文献

1）　関東信越厚生局：指定日の遡及の取扱いについて．https://kouseikyoku.mhlw.go.jp/kantoshinetsu/shinsei/shido_kansa/hoken_shitei/shiteibi_sokyu.html

5

分院開設

Q 分院を開設するにはどのような手続きが必要なのか?

65

分院を開設する際に必要な手続きについて教えてください.

A 定款変更に関する社員総会決議→定款変更の認可申請→目的などの変更登記→診療所開設許可・保険医療機関の指定の流れとなります.

Q64 でも述べたように医療法人の分院開設は,医療法人の定款を変更することになります.定款を変更するためには,1. 社員総会決議により定款変更決議を行い,その後,2. 定款変更の認可を受け,3. 医療法人の登記事項の変更登記を行い,4. 診療所の開設許可などを経るという流れになります(p.227 図2-6 参照).

解 説

社員総会決議

医療法人が定款を変更するには,社員総会の決議によらなければならないため(医療法54条の9第1項),分院開設の手続きは社員総会の決議を経ることから始まります.定款変更の決議要件については,総社員の過半数が出席し,かつ,出席社員の過半数が賛成(いわゆる普通決議)すれば,有効な決議となります(医療法46条の3の3).

定款変更の認可申請

ただし,医療法人の定款変更は,都道府県知事の認可を受けなければ,その効力は生じませんので(医療法54条の9第3項),社員総会の決議成立後は,都道府県知事に対し認可申請を行うことになります.この定款変更の認可申請には,個人クリニックから医療法人へ切り替えをした場合と同じような書類を準備する必要があります.具体的には図2-7 の書類となりますが,多忙を極める医師が自ら対応するの

分院開設の定款変更	分院開設以外の定款変更
①医療法人の定款変更認可申請書 ②定款の新旧条文対照表 ③新定款の案文 ④定款を変更することを決議した 　社員総会の議事録	①医療法人の定款変更認可申請書 ②定款の新旧条文対照表 ③新定款の案文 ④定款を変更することを決議した 　社員総会の議事録

+

⑤新たに開設しようとする診療所（病院または介護老人保健施設）の概要
⑥管理者就任承諾書（原本）
⑦事業計画
⑧予算書
⑨事業報告書等　※都の収受印が押されたもの
⑩勘定科目内訳書
⑪医療法人の概要
⑫出資（寄附）申込書，拠出（基金拠出契約書）※該当する場合のみ
⑬その他

図 2-7　医療法人の定款変更認可申請の添付書類（東京都の場合）

は非常に困難な場合が多いといえますので行政書士などの専門家を活用することをお勧めします.

医療法人の目的などの変更登記手続き

　分院を開設することは，医療法人の登記事項のうち「目的および業務」の欄に変更が生じることになります. 登記事項に変更が生じた場合には，主たる事務所の所在地においては都道府県知事の認可書が到達した日から 2 週間以内に登記を行う必要があり，実際の登記手続きにおいても，定款変更認可書を添付して登記を変更することになります.

診療所の開設許可申請

　分院を開設することは，診療所（病院など）を開設することとなりますので，定款変更・登記手続きのほかにも，診療を行うために保健所に対して診療所開設許可を受ける必要があります. また，保険診療を扱う場合には，厚生局に対し保険医療機関指定申請をし，保険医療機関の指定を受ける必要があります.

分院に伴い，従業員の配転（勤務場所の変更）を行う必要が生じることがあるかと思います．

　配転命令が有効とされるためには，1．就業規則に配転命令について定められているなど，労働契約上の根拠があり，その範囲内の命令であること，2．権利濫用ではないこと，が必要となります．

　配転命令が権利濫用に当たるかについては，配転命令を行う業務上の必要性の有無・程度，配転命令が不当な動機・目的をもってなされたものでないか，労働者に対し通常甘受すべき程度を著しく超える不利益を負わせるものでないかなどを考慮して判断されることになります（最判昭和61年7月14日〔東亜ペイント事件参照〕）．

6 組織再編

Q 66

医療法人における事業譲渡には，どのような手続きが必要なのか？

　現在，医療法人で複数の病院を経営していますが，経営が思わしくない病院をほかの医療法人に譲渡し，経営を健全化し，また，譲渡する病院を譲渡先の医療法人で再建してほしいと考えています．事業譲渡の手続きを教えてください．その際に気を付ける点はあるでしょうか．

A

事業譲渡は個々の権利義務を移転する行為なので，個々の権利義務を移転するために必要な手続きを１つ１つ行うことになります．

弁護士

　事業譲渡は，個々の権利義務を移転する行為であり，何を移転するかは当事者間での取り決めに従いますので，移転する権利義務につき，当事者間でよく協議し，必ず，契約書を作成し，当事者間の取り決めを明確化しましょう．また，法人内部での手続き，行政上の手続き，取引先の承諾，従業員の承諾など，細かな手続きが必要になりますので，事前に，見通し，スケジュール，準備を整えておくことが必要です．

解　説

医療法人における事業譲渡

　事業譲渡とは，医療法人が，自己の事業をほかの医療機関に譲渡する取引行為です．合併（Q67 参照）や分割（Q68 参照）とは異なり，権利義務が包括的にほかの医療機関に移転するわけではなく，個々の権利義務を移転する行為です．

　医療機関の事業譲渡は，病院自体を移転する態様の譲渡が想定されます．

事業譲渡の手続きなど

a 譲り渡す（売主）側か譲り受ける（買主）側か

　事業譲渡，合併，分割など組織を変える取引を行う際には，譲り渡す（売主）側か譲り受ける（買主）側かによって，対外的・対内的な手続きの内容，注意すべき点などが異なるため，自らの立場を意識した準備，計画が必要になります．

　また，譲り受ける（買主）側は，しっかりとした調査（デューデリジェンス）を行い，譲り受けた後，思いもよらない債務を承継しないことなどに気を付ける必要があります．

b 事業譲渡契約の締結

　事業譲渡契約において，何を承継し，何を承継しないのかは，当事者間の合意で決定することになりますので，最終的に承継する権利義務を特定することが重要であり，その契約内容を明確化するため，契約書の作成は必須といえます（Q71 参照）．

c 定款に規定された手続きの履践

　譲渡する医療法人，譲り受ける医療法人ともに，それぞれの定款に規定された法人内部の手続きを履践することが必要となります．

　厚生労働省が公表している医療法人定款例においては，社員総会決議事項として「その他重要な事項」と定められています．通常，事業譲渡は，「その他重要な事項」に該当すると考えられますので，社員総会決議を経ることが必要になります．

d 個々の権利義務を移転するために必要な行為

　事業譲渡は，個々の権利義務を移転する行為なので，対象事業の内容に応じて，それぞれの権利義務を移転するにあたり必要となる行為を，1つ1つ行う必要があります．例えば，以下のような例があげられます．

- 従業員を移転する場合：個々の従業員からの承諾
- 不動産の登記手続き
- 取引先を移転する場合：取引先・債権者からの承諾

e 行政に対する対応

　事業の譲渡の場合，基本的には，個々の資産をまとめて売却する契約となりますので，行政上の許認可を承継することができません．

例えば，譲渡する医療法人は，病院廃止の届出が必要になり，譲り受ける医療法人は，開設の届出が必要になります．そのほか，保険医療機関の指定，補助金関係など譲り受ける医療機関が，スムーズに診療を開始でき，患者に不利益をこうむらせないように，事前に，必要な行政上の許認可などを調査し，行政にも問い合わせをしながら，十分な準備をすることが重要です．

f 定款変更

事業譲渡に伴い，病院，診療所が増減することになりますので，それぞれの医療法人では，実体に合致した定款の変更が必要になります（Q64，Q65参照）．

分割と事業譲渡

事業譲渡の場合，移転する病院の廃止届出・新規の開設許可が必要となることや，債権者の個別の承諾が必要となるなど，手続きに煩雑な部分があるという欠点もあります．事業譲渡の欠点を考慮し，医療法人において，分割の制度が新設されました（Q68参照）．

特定の病院をほかの医療機関へ移行させる方法として，分割は有益な方法ではありますが，他方で，事業譲渡には，承継する資産や債務を選別できるという利点もあります．いかなる方法によるべきかについては，事業譲渡の目的，譲渡する事業の規模，手続きの煩雑さ，承継する権利義務の選別などさまざまな事情を考慮して判断することが必要になります．

税理士アドバイス

分割と事業譲渡は，消費税の取り扱いに大きな相違点があります．まず，分割等（新規現物出資，事後設立，新設分割）があった時の新設分割子法人および新設分割親法人の基準期間に対応する期間の課税売上高は，原則として両法人の合算ベースで計算し，納税義務の免除や簡易課税制度の適用可能性について判定を行います．そして，分割に伴う資産の移転については，消費税の課税対象になりません．

一方，事業譲渡については，資産の移転が消費税の課税対象となり，その際の，消費税の課税標準は，課税資産の時価となります．

どちらの方法が良いのかは，税理士などの専門家も交えて，検討することをお勧めします．

医療法人を合併する制度とはどのようなものか？

Q 67

医療法人は合併して，医療法人の権利義務の全部をほかの医療法人に包括して移転することができると聞きましたが，どのような制度か教えてください．

A 合併により，医療法人が有する一切の権利義務関係を自動的かつ包括的に承継することができます．

弁護士 契約によって，吸収合併または新設合併により，ある医療法人が有する一切の権利義務を個々の権利義務移転手続きを経ることなく，ほかの医療法人へ自動的かつ包括的に移転することができます．もっとも，債務も移転することになりますので，どのような債務を承継することになるのか，合併前に，しっかり調査（デューデリジェンス）しておくことが肝要です．また，医療法などに従った手続きを履践する必要がありますので，事前に準備をし，計画性のある合併を遂行する必要があります．

詳細は，厚生労働省から示されている通知を併せて参照してください [1] [2]．

解　説

合併の意義とその種類

a▶ 合併とは

「合併」とは，2以上の医療法人が法定の手続きによって行われる医療法人相互間の契約によって1の医療法人となることです．

b▶ 合併の種類（吸収合併および新設合併）

● 吸収合併：医療法人がほかの医療法人とする合併であって，合併により消滅する医療法人の権利義務の全部を合併後存続する医療法人に承継させるものをいいます．

表 2-18　合併前後の法人類型

合併前の法人類型		合併後の法人類型
社団	社団	社団
財団	財団	財団
社団	財団	社団または財団

(厚生労働省医政局医療経営支援課：医療法人における分割の仕組みの新設について)

- 新設合併：2以上の医療法人がする合併であって，合併により消滅する医療法人の権利義務の全部を合併に伴い新設する医療法人に承継させるものをいいます．

c 社団医療法人と財団医療法人

- 社団医療法人と財団医療法人の合併も認められます．その際，法人の類型も選択することができます．
- 合併後存続する医療法人および合併により新設する医療法人については，合併をする医療法人が社団医療法人のみである場合にあっては社団医療法人，合併をする医療法人が財団医療法人のみである場合にあっては財団医療法人でなければなりません（表 2-18）．

合併の手続き

　吸収合併および新設合併の手続きについては，医療法 57 条〜59 条の 5 などの規定を遵守することが求められます．合併の種類などにより手続きが異なりますが，概要として，以下のような手続きが必要になります（図 2-8）．

1. 法に従った特定の事項を定めた合併契約の締結．
2. 社団医療法人，財団医療法人，それぞれの法に従った法人内部の承認手続きの履践
3. 主たる事務所の所在地の都道府県知事への認可の申請および認可の取得
4. 債権者を保護する手続きの履践．
5. 主たる事務所の所在地において合併の登記（合併の効力発生）．
6. 都道府県知事への登記の年月日の届出．

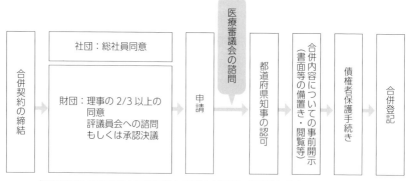

（厚生労働省：社会福祉法人及び医療法人の経営の大規模化・協働化等の推進について．平成31年3月）

図2-8　医療法人の合併の手続き

合併の効果

a 自動的かつ包括的に一切の権利義務を承継

①吸収合併の場合

　吸収合併により，存続する医療法人は，消滅する医療法人の一切の権利義務を自動的かつ包括的に承継することになります．すなわち，事業譲渡のように個別の権利義務の移転手続き（Q66参照）が不要となります．もっとも，債務も承継することになりますので，どのような債務が承継されるのか，合併前にしっかりと調査することが必要です．

　一切の権利義務には，病院開設の許可，公租公課の賦課等当該医療法人がその行う事業に関し行政庁の認可その他の処分に基づいて有する権利義務を含みますが，各都道府県の運用により，手続きが必要な場合もありますので，事前に管轄の部署に問い合わせておくほうがよいでしょう．

②新設合併の場合

　吸収合併と同様に，新設合併により，新しく設立された医療法人は，消滅する医療法人の一切の権利義務を自動的にかつ包括的に承継することになります．

　一切の権利義務には，病院開設の許可，公租公課の賦課等当該医療法人がその行う事業に関し行政庁の認可その他の処分に基づいて有する権利義務を含みますが，病院開設の許可の変更届などは必要であることに注意が必要ですので，どのような手続きが必要なのかについて，事前に管轄の部署に問い合わせておくほうがよいでしょう．

b ▶ 社員の移転

全資産が包括的に移転すると同時に，消滅する医療法人の社員が，存続する医療法人または新設の医療法人の社員となります．

c ▶ 医療法人の持分

- 新設合併では，新たに医療法人を設立することになります．そのため，新設合併前の医療法人がいずれも持分の定めのある医療法人である場合であっても，新設合併により新たに設立された医療法人は，持分の定めのない医療法人となります．
- 他方，持分の定めのある医療法人同士が吸収合併する場合，吸収合併により存続する医療法人が持分の定めのある医療法人として存続することができます．

d ▶ 医療法人の解散

吸収合併の場合においては，吸収される医療法人は解散することになり，新設合併の場合においては，従来の医療法人の全部が解散することになります．

合併における税制適格要件というものがあります．適格合併になるか，非適格合併になるかで税制上大きく変わりますので，合併を慎重に検討する必要があります．

合併により，一切の権利義務が包括的に承継されることになりますが，不動産等の第三者に対する対抗要件を必要とする権利については，登記等の対抗要件を備えない限り，第三者に自己の権利を主張できなくなりますので，注意が必要です．

参考文献
1) 厚生労働省：医療法人の合併及び分割について（平成 28 年 3 月 25 日医政発 0325 第 5 号）
2) 社会医療法人の認定要件及び特定医療法人の承認要件の見直し等について（平成 31 年 3 月 29 日医政発 0329 第 36 号）別添 7

6
組織再編

239

医療法人を分割する制度とはどのようなものなのか?

医療法人の事業の一部を分割して,ほかの医療法人に移転することができる制度ができたと聞きましたが,どのような制度か教えてください.

医療法人が事業に関して有する一部の権利義務関係を包括してほかの医療法人に移転することができるようになりました.

医療法の改正により,医療法人相互間の契約で,医療法人が事業に関して有する権利義務の一部をほかの存続する医療法人または新設の医療法人に包括して移転できる制度が新設され,今までより簡便な手続きで医療法人の組織を再編することができるようになりました.

詳細は,厚生労働省から示されている通知を併せて参照してください[1) 2)].

解　説

医療法人の分割制度の創設

医療法人が運営している医療機関には,健全で今後発展が見込めるもの,採算が取れないものなど,さまざまな医療機関が混在しています.医療法人の医療機関の一部を切り離し,ほかの法人に移転することで医療法人の事業を整理し,医療法人を継続的かつ効率的に運営することができます.

医療法人の一部の事業をほかの医療法人に移転する場合,今までは,事業譲渡(Q66 参照)の方法が取られてきました.しかし,事業譲渡には,廃止や開設などの許認可手続きが必要となったり,債権者の個別の承諾が必要になるなど手続きが煩雑でした.医療法人の分割の手続きが認められたことで,医療法人の一部の医療機関に係る資産,債務その他の権利義務関係を包括してほかの医療法人に移転することが可能となり,手続きが簡便になりました.

なお，前述のとおり，医療法人のメリット（Q46 参照）の 1 つに分院開設があり，医療法人の規模を拡大するための手段として検討されますが（Q64，Q65 参照），医療法人の分割とは，目的，手続きなどが異なります．

分割とは

- 「分割」とは，法定の手続きによって行われる医療法人相互間の契約であり，当事者たる医療法人が事業に関して有する権利義務の一部がほかの存続する医療法人または新設の医療法人に移転する効果を持つものであることをいいます．
- 社会医療法人，特定医療法人，持分の定めのある医療法人および医療法 42 条の 3 第 1 項の規定による実施計画の認定を受けた医療法人は，分割制度の対象とすることはできないので注意が必要です．

分割の種類（新設分割と吸収分割）(図 2-9)

- 吸収分割は，医療法人がその事業に関して有する権利義務の全部または一部を分割後ほかの医療法人に承継させるものをいいます．
- 新設分割は，1 または 2 以上の医療法人がする分割であって，その事業に関して有する権利義務の全部または一部を分割に伴い新設する医療法人に承継させるものをいいます．

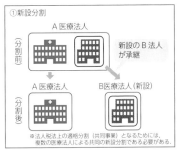 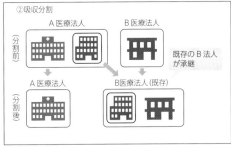

※分割制度において，分割元の医療法人（新設分割医療法人・吸収分割医療法人），分割先の医療法人（新設分割設立医療法人・吸収分割承継医療法人）とならない医療法人：社会医療法人，特定医療法人，持分あり医療法人　など

図 2-9　医療法人の分割の規定の整備

(厚生労働省医政局医療経営支援課：医療法の一部を改正する法律について．平成 27 年改正．)

分割の手続き

　吸収分割，新設分割の手続きについては，医療法 60 条～61 条の 6 などの規定を厳守することが求められます．分割の種類に応じた手続きを履践する必要がありますが，概要として，以下のような手続きが必要となります．

1. 法に従った特定の事項を定めた吸収分割契約の締結または新設分割計画の作成．
2. 社団医療法人，財団医療法人，それぞれの法に従った法人内部の承認手続きの履践．
3. 主たる事務所の所在地の都道府県知事への認可の申請および認可の取得．
4. 債権者を保護する手続きの履践．
5. 主たる事務所の所在地において分割の登記（分割の効力発生）．
6. 都道府県知事への登記の年月日を届出．

分割の効果

a 吸収分割の場合

　吸収分割契約の定めに従い，吸収分割医療法人の権利義務（病院開設の許可，公租公課の賦課等当該医療法人がその行う事業に関し，行政庁の認可その他の処分に基づいて有する権利義務を含む）の全部または一部を分割後ほかの医療法人に承継させる効果を生じます．

b 新設分割の場合

　新設分割計画の定めに従い，1 または 2 以上の医療法人がその事業に関して有する権利義務（病院開設の許可，公租公課の賦課等当該医療法人がその行う事業に関し，行政庁の認可その他の処分に基づいて有する権利義務を含む）の全部または一部を分割により設立する医療法人に承継させる効果を生じます．

c 注意点

● 分割制度を利用しても，病院開設の許可の変更届などは必要になります．
● 分割により，医療法人が有する権利義務の全部をほかの医療法人または分割により設立する医療法人に承継させた場合であっても，当該医療法人は当然に消滅するわけではなく，当該医療法人を消滅させるためには，別途解散の手続きが必要です．

分割における税制適格要件というものがあります．適格分割になるか，非適格分割になるかで税制上大きく変わりますので，分割を慎重に検討する必要があります．

参考文献
1) 厚生労働省：医療法人の合併及び分割について（平成 28 年 3 月 25 日医政発 0325 第 5 号）
2) 社会医療法人の認定要件及び特定医療法人の承認要件の見直し等について（平成 31 年 3 月 29 日医政発 0329 第 36 号）別添 7

6

組織再編

7 廃業

Q 69 医療法人を廃業するにはどうすればよいのか?

私が経営する医療法人には後継者となる人がいません。私ももうすぐで70歳になりますので、そろそろ引退を考えていますが、医療法人を廃業する場合には、何をすればよいでしょうか。

A 医療法人を廃業するには、解散をし、医療法人の債権債務をすべて清算する必要があります。

 医療法人を廃業するには、医療法人を解散した上で、医療法人の法人格を消滅させる必要があります。医療法では、医療法人の解散事由として表2-19の①〜⑦を定めており（医療法55条1項）、解散事由により具体的に解散に至るまでの流れは異なることになります。ただし、最終的には医療法人の債権（未収金の受け取り）や債務（仕入れ代金の支払い）をすべて整理し、法人格を消滅させることが目的となりますので、それに向けて清算事務を行っていくことになります。

表2-19　社団医療法人の解散事由

解散事由	備　考
①定款に定めた解散事由の発生	定款に定めた解散事由が発生したことで自動で解散状態となります
②社員の欠亡	社員が1人も存在しなくなった状態をいいます
③目的たる業務の成功の不能	客観的に成功が不能と認められた状態をいいます
④社員総会の決議	総社員の4分の3以上の賛成が必要となります
⑤ほかの医療法人との合併	合併により消滅する医療法人は解散することになります
⑥破産手続き開始決定	債務超過（純資産よりも負債のほうが多い状態）になり、法的に整理をする状態をいいます
⑦設立認可の取り消し	医療法の規定に違反した場合などに認可が取り消された状態をいいます

解　説

医療法人の永続性

　医療法人は，医療機関の経営を長期間継続的に行うために創設された制度です．個人では，生涯現役医師として医療行為をしてきたとしても，年齢には逆らえないこともありますので，大局的に見れば一時的な医療機関として存在するものといえます．これに対し，医療法人であれば，医師から医師へ時代を超えて引き継いでいくことが可能になりますので，後継者さえいれば，永続的に医療機関を運営することができます．したがって，経営者としては次の経営者を育成していくことも重要な課題の1つといえます．

　ただし現実的には，一人医師医療法人の割合が圧倒的に多いため，次世代の後継者を育成することよりも家業を継いでくれる身内の存在が重視されることになり，結果として後継者を確保できず，廃業にいたる事案は今後多くなると思われます．

医療法人の解散事由

　医療法人を続けたいと思っても，実際に経営する者がいなければ廃業するしかなく，医療法人を廃業することを「解散」といい，医療法で解散事由は定められています（表2-19の①～⑦）．また，解散事由によっては都道府県知事に解散したことを届け出ればよいもの（表2-19の①・②）や都道府県知事から解散の認可を受けなければならないもの（表2-19の③・④），または，別途手続きが必要なもの（表2-19の⑤～⑦）の3類型に分類されます．

解散の届出

　定款に定めた解散事由が発生した場合や，社員が欠亡した場合（社員が1人もいなくなった状態）には，医療法人は都道府県知事に対してその旨を届け出なければなりません（医療法55条8項）．上記に該当した時点で医療法人は解散したことになりますので，この届出は報告的な届出となります．

解散の認可

　これに対し，目的たる業務の成功の不能や，社員総会の決議による解散の場合は，医療法人を社員自らの判断や意思で解散することになりますので，都道府県知事から解散することについて認可を受ける必要があります（医療法55条6項）．都道府県

7 廃業

知事は，解散の認可をし，または認可をしない処分をする際に，あらかじめ都道府県医療審議会の意見を聴かなければならず（医療法55条7項），この意見聴取手続きを経ずにした処分は，違法な処分となります．

　なお，目的たる業務の成功の不能には，客観的にそれに該当する必要があり，解散の可否もケースバイケースといえますが，社員総会の決議による解散の場合については，決議が適法に行われ，手続きが法令・定款に違反しない限り都道府県知事は拒否することはできないと考えられています．

債権債務の清算

　解散後の医療法人は，清算の目的の範囲内で，清算が結了するまで清算法人として存続することになります（医療法56条の2）．そして，医療法人が解散時に有する債権債務をすべて処理し，医療法人に残った財産があれば，それらを定款で定めた「国・地方公共団体・公的医療機関・持分の定めのない財団医療法人・持分の定めのない社団医療法人」のいずれかに引き渡すことで清算事務も終了することになり，医療法人の法人格は消滅することになります（なお，清算結了の登記や届出の事務をする必要は残っています）．この点については次のQ70で詳しく説明していますので，併せてご覧ください．

　廃業にあたっては，合意退職または解雇により，従業員との労働契約を終了する必要があります．

　解雇によって労働契約を終了させる場合には，従業員に30日以上前に解雇の予告（もしくは不足日数分の平均賃金を解雇予告手当として支払う）を行う必要があります（労働基準法20条）．また，従業員を解雇する場合，従業員から求めがあった場合には，解雇の理由を記載した証明書を交付する必要があります（労働基準法22条2項）．（Q25参照）．

Q70 医療法人の清算手続きはどのようなものか?

先日，私が理事長を務める医療法人を解散することを社員総会の決議で決めました．これからは医療法人の清算を行うことになりますが，どのような手続きが必要となるのでしょうか．

医療法人の債権債務の清算・残余財産の引き渡しで医療法人の清算手続きは終了し，その後清算結了の登記・清算結了の届出を行うことで完全に医療法人は消滅することになります．

医療法人に解散の事由が生じた後は，清算人を選任し，清算事務を行うことになります（図2-10）．清算事務の主な内容は，「現務の結了（医療機関として医療行為の終了）・債権の取り立ておよび債務の弁済（未収金の回収・未払金の支払い）・残余財産の引き渡し（医療法人に余った財産の処理）」となり，それらが終了することで医療法人の清算手続きが終了したことになります．なお，その後清算結了の登記をすることで，医療法人の登記事項証明書は閉鎖されることになり，都道府県知事にも医療法人の清算結了の届出を行うことで，その医療法人の存在自体が消滅することになります．

解散事由の発生（届出・認可）
→
解散・清算人の登記→登記事項届出
→
（官報公告・2カ月以内に3回行う）債権申出の公告
→
清算事務（債権債務の整理など）
→
残余財産の引き渡し（＝清算結了）
→
清算結了登記
→
清算結了の届出

図2-10　社団医療法人の清算結了までの流れ

解　説

解散・清算人選任の登記

　医療法人に解散事由が生じた後は，理事長ではなく清算人が医療法人の清算事務を行うことになります（医療法56条の7）．清算人には，それまで医療法人の理事であった者が就任するのが原則ですが，特に資格などの制限はありませんので，定款で別の者を定めることや，社員総会において理事以外の者を清算人として選任することも問題ありません（医療法56条の3）．したがって，医療法人に清算人に適した人がいない場合には，弁護士などの専門家に依頼することも可能です．

　解散・清算人を選任した後は，解散登記および清算人選任登記を行う必要があります．この登記手続きを経ることで，解散したことを第三者に対しても主張することができるようになります．なお，登記手続き後は登記事項届出や清算人の就任届出を都道府県知事に対して行う必要があります（医療法56条の6）．

清算人が行う清算事務

　清算人が行う職務として，「現務の結了，債権の取立ておよび債務の弁済，残余財産の引渡し」（医療法56条の7第1項）が列挙されていますが，これ以外にも清算人は医療法人を清算結了させるために必要な一切の行為をすることができます．

ａ　現務の結了

　想定される現務の結了としては，従業員の解雇（Q25参照）やクリニックの賃貸借契約の解除（Q45参照），都道府県知事に対し診療所の廃止届を提出する（Q44参照）など，医療機関を閉鎖するために必要な行為のすべてを行うことになります．

ｂ　債権の取り立ておよび債務の弁済

　債権の取り立ては，未収金の回収などを指し，医療法人が受け取ることができる権利を行使することを意味します．ただし，医療法人として権利を放棄することも清算事務の手続き上必要なこともあり，その権利の評価や残債務を比較するなどして判断することになります．

　これに対し，債務の弁済は医療法人が負う未払金の支払いを意味します．債務の弁済は，清算手続きにおいて最も重要な事務といえますので，以下，債権申出の公告で述べるように特別な手続きが予定されています．

c 残余財産の引き渡し

　清算人が債権の取り立ておよび債務の弁済を完了させた後に医療法人に残った財産を残余財産といいますが，残余財産の引き渡しを終えることで清算事務は終了し，医療法人が清算結了されたことになります．

　医療法人は株式会社などの営利法人と異なり，社団医療法人の構成員である社員に対して剰余金の配当をすることができず（医療法54条），また，現在設立することができる医療法人については，清算事務の結果残った残余財産について，医療法人の定款で定めた「国・地方公共団体・公的医療機関・持分の定めのない財団医療法人・持分の定めのない社団医療法人」のいずれかに引き渡すことになります（医療法44条5項，同法施行規則31条の2）．そのため，残余財産については，社員に分配をすることはできません．

債権申出の公告・個別催告

　清算人は，その就職の日から2ヵ月以内に，少なくとも3回は医療法人の債権者に向けて一定の期間内に債権を申し出る旨の公告をしなければなりません（医療法56条の8第1項）．なお，この公告には，債権者がその期間内に申出をしないときは清算から除斥（除外）されるべき旨を付記しなければならず（医療法56条の8第2項本文），この公告をすることで，医療法人の清算事務の遅延防止を図っています．もっとも，医療法人が把握している債権者に対しては原則どおり債務の弁済をする義務はありますので，決して債務免除を受けることができるわけではありませんので注意が必要です（医療法56条の8第2項但書）．なお，この公告は官報に掲載して行う必要があります（医療法56条の8第4項）．

　また，清算人は，医療法人が把握している債権者に対しては，個別に債権の申出をするよう催告（通知）しなければなりません（医療法56条の8第3項）．

清算結了登記および清算結了の届出

　清算人は，清算事務終了後，清算結了の日から2週間以内に，その主たる事務所の所在地において，清算結了の登記をしなければならず，清算結了登記後は，清算が結了した旨を都道府県知事に届け出なければなりません（医療法56条の11）．この登記手続きおよび届出によって，医療法人の存在は登記事項証明書上も消滅することになり，清算事務は完全に終了したことになります．

7 廃業

以上の手続きは，医療法人が債務超過（すべての債務を完済できない状態）ではない場合の流れになります．債務超過の場合，理事や清算人は，破産手続き開始の申立てをしなければならず（医療法55条5項，56条の10第1項），破産手続きに移行することになりますので別の手続きとなります．

　法人が解散決議をすると，税務的には，まず，事業年度開始から解散日までを一事業年度とみなして，法人税などの解散事業年度に係る確定申告が必要になります．その際に，税務署・都道府県・市区町村に異動届出書（解散決議）を遅滞なく提出する必要が生じます．
　その後，残余財産が確定すると，解散日の翌日から残余財産の確定の日まで（当該期間が1年を超える場合は，解散日の翌日から1年の期間とその翌日から残余財産の確定の日まで）を一事業年度とみなして，法人税などの清算事務年度に係る確定申告が必要になります．こちらも，税務署・都道府県・市区町村に清算結了届を遅滞なく提出する必要が生じます（図2-11）．

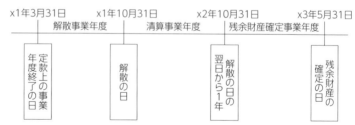

図2-11　解散法人に係る事業年度の取り扱い

相続・医業承継

Q 71 個人で経営しているクリニックを誰かに継がせたい場合，どのような方法があるか？

現在，個人でクリニックを経営しています．私が高齢になってきたので，クリニックを医師である息子か友人の医師に譲りたいと考えていますが，どのような方法があるのでしょうか．また，その際に気を付ける点はあるのでしょうか．

A 事業譲渡による承継が考えられます．

事業譲渡による承継になると考えられますが，具体的な承継に関する当事者間の取り決めは，多岐にわたります．当事者間でよく協議し，必ず，契約書を作成し，当事者間の取り決めを明確化しましょう．また，相続人に対して承継する場合，相続時に争いが起きないように考慮する必要があります．

解　説

事業承継の形態

● 個人の医療機関は，医療法人と異なり，合併・分割をすることができません（Q67，Q68 参照）．そのため，個人の医療機関の事業承継は，事業譲渡によることになります．

ここでいう事業譲渡とは，自己の事業をほかの医療機関に譲渡する取引行為であり，個々の権利義務を1つ1つ移転する行為となります．

● 個人，医療法人を問わず，事業承継は，必ず直面する問題です．しかし，いざ，事業承継の場面になると，多くの問題の対処に，時間がかかってしまうこともよくあります．また，子などの相続人に承継するのか，第三者（法人を含む）に承継するのかにより，対策が異なります．

そのため，事業承継は，早めに対策を考え，計画を立てることが重要です．

● 適切な承継者がいない場合には，廃業ということも視野に入れることになります．

廃業については，個人の医療機関につき Q44，医療法人につき Q69，Q70 を参照してください．

第三者に対する事業承継

a 承継の方法

事業譲渡を用いて第三者に対し，個人の医療機関を承継させることができます．

通常，すべての財産を譲渡（売却）することが多いと思いますが，事業譲渡の契約内容は，原則として当事者間で自由に決めることができますので，買い手側の事情などから一部の資産を譲渡（売却）しないこともできます．例えば，土地や建物については，譲渡（売却）せずに賃貸借の形式にすることも可能です．

b 承継する資産の特定

事業譲渡は，個々の財産の売買契約をまとめて行うようなものです．そのため，単に事業を譲渡する内容の契約を締結しても意味がありません．契約書には，必ず，承継する財産を明確に特定して記載する必要があります．承継する資産と承継しない資産をより明確にするために，承継しない資産を契約書に記載することも有益です．

ここで，注意が必要となるのは，事業譲渡によって，借入金などの債務については，当然には承継されないということです．債務も承継するためには，当事者間の合意に加えて，債権者の同意も必要となります．例えば，医療機器はリース契約していることが多いと思いますが，リース契約に係る残債務を承継する場合には，リース会社との協議も必要となりますので，どのように処理するかは，しっかりと事業譲渡契約書に記載して，対応する必要があります．

なお，個々の権利義務を移転するにあたり，不動産の登記手続きなどの承継に関する必要な手続きは忘れずに行う必要があります（Q66 参照）．

c 行政に対する対応

事業譲渡の場合，個々の資産をまとめて売却する契約となりますので，行政上の手続きを承継することができません．そのため，譲渡する医師は，廃止の届出が必要になり（Q44 参照），譲り受ける医師は，開設の届出が必要になります（Q2 参照）．診療に空白期間が生じ，患者に不利益をこうむらせるような事態を生じさせないように，事前に，必要な行政上の許認可などを調査し，行政にも問い合わせをしながら，十分な準備をすることが重要です．

表 3-1　事業の譲渡にあたり取り決めておくべき主な事項

- 譲渡価格および譲渡代金の支払い時期・方法
- 承継する資産，債務，契約上の地位の特定
- 譲渡日，承継する財産の所有権移転時期
- 譲渡後，譲渡した医療機器が故障した場合の費用負担
- 従業員の取り扱い，退職金の負担
- 患者の引き継ぎに関する事項
- 競業避止義務に関する事項
- 許認可に関する手続き，費用負担
- 譲渡日までに生じる売り上げや経費の帰属
- 契約の解除ができる理由
- 事業譲渡に関する紛争が生じた場合の裁判の際の管轄の合意

d ▶ 契約書作成の重要性

　上記のほかにも，表3-1に記載したとおり，事業譲渡にあたり，取り決めをしておくべき事項は多岐にわたります．

　当事者間の関係性によっては，当事者間で譲渡価格を決め，譲渡に関する事項は口頭で約束して進めるケースが見受けられます．しかし，事業譲渡の契約の履行にあたり問題が発生することがあります．また，事業譲渡が完了した後に問題が生じることもあります．このような問題が生じた場合，どちらがどのような対応をするのか明確に決めていないことで，紛争に発展することは珍しくありません．

　そのため，譲渡にあたり想定される事項について，当事者間で明確に取り扱いを決め，契約書に記載することが重要です．口頭での取り決めのみで進めることは絶対に避けるべきです．

子などの相続人に対する事業承継

a ▶ 承継の方法など

　子などの相続人に対して個人の医療機関を承継する場合も，上述した第三者に対する承継の方法と異なることはありません．当事者が親族であるといっても，契約書は確実に作成すべきであることは言うまでもありません．

b ▶ 相続対策の必要性

　財産を引き継ぐのは相続人であり，親族間における承継の方法として，医療機関のすべて，また一部の財産を贈与することも行われます．この場合，贈与税の支払いが問題となるほか，相続発生時に，生前に贈与を受けたとして，ほかの相続人と

の間で骨肉の争いになることがあります．そのため，贈与によることが適切な承継方法か慎重に検討する必要があります．

　また，遺言書を活用することで，後継者にスムーズに事業が承継され，円滑に医療機関の経営ができるように生前から準備しておくことが有益です（Q73 参照）．

　個人開業医は，個人版事業承継税制の適用を受けられる可能性があります．個人版事業承継税制は，青色申告に係る事業を行っていた事業者の後継者として円滑化法の認定を受けた者が，個人の事業用資産に係る贈与税・相続税について，一定の要件のもと，その納税を猶予し，後継者の死亡などにより，納税が猶予されている贈与税・相続税の納付が免除される制度です．

Q 72 医療法人を誰かに継がせたい場合，どのような方法があるか？

医療法人を設立し，いくつかの病院を経営しています．しかし，私が高齢になってきたので，医療法人を譲りたいと考えていますが，どのような方法がありますか．また，その際に気を付ける点はあるでしょうか．

A 承継者および承継する医療法人の形態によって方法は異なります．

弁護士

医療法人を相続人に対して承継する場合，経営権の承継の問題のほか，出資持分の承継の問題なども考慮し，対応を考える必要があります．第三者に承継する場合には，経営権や出資持分を譲渡する方法のみならず，当該第三者が有する医療法人との事業譲渡，合併，分割などの適切な方法を選択する必要があります（Q66，67，68参照）.

解　説
- -

事業承継の形態

医療法人の事業承継は，適切な承継者の存在の有無により，対応が変わります．適切な承継者がいる場合には，承継者が，子などの相続人か第三者かにより，さらに対応が変わってきます．適切な承継者がいない場合には，廃業を視野に入れることになります（Q69，Q70参照）.

相続人への承継

a▶ 承継の方法

①持分のない医療法人

経営権の承継，すなわち，理事長たる地位を子などの相続人に承継させることになります．この場合，医療法人の理事長は，原則として医師または歯科医師である

ことが必要になりますので，後継者が医師または歯科医師の資格を有していること
が必要になります（医療法46条の6第1項本文）．詳細な手続きについては，Q56，Q57
を参照してください．なお，都道府県知事の認可を受けた場合は，医師または歯科
医師ではない理事から理事長を選出できますが（医療法46条の6第1項但書），認可さ
れる場合は限られています．

②持分のある医療法人（経過措置型医療法人）

経過措置型医療法人において，出資者たる理事長は，経営権のほか，出資持分た
る財産権も有していることになります．

そのため，事業承継にあたっては，子などの相続人に対して，経営権の承継に加え，
出資持分を承継（贈与，譲渡など）する必要があります．

b ▶ 持分なしの医療法人への移行の検討

経過措置型医療法人を維持した事業承継では，経営権の承継の問題のほかに，出
資持分の承継のための資金調達の問題や出資持分の相続対策の問題が残り，次世代
にもその問題が引き継がれます．そのため，持分なしの医療法人への移行を考慮し
た事業承継も検討に値します．

c ▶ 理事長個人名義の財産や債務の承継

医療法人を運営していくにあたり，法人名義の財産や債務のほかに，理事長個人
名義での財産や債務がある場合には，医療法人の運営に支障が出ないよう，別途，
理事長個人名義の財産や債務を医療法人または承継者に対して，移転しておく必要
があります．この場合，個々の権利義務を移転するにあたり，不動産の登記手続き，
債権者の承諾などの権利義務の承継に関する必要な手続きは忘れずに行う必要があ
ります．

d ▶ 相続対策の必要性

出資持分は，相続財産として遺産分割の対象となります．そのため，相続が発生
した場合，出資持分の承継にあたり，ほかの相続人との間で争いになり，承継に時
間と手間がかかることがあります．

この場合，遺言書を活用することで，被相続人の意思が反映され，後継者にスム
ーズに事業が承継されることで，円滑に医療機関の経営ができるようになります．
そのため，相続対策として生前から遺言書の準備しておくことが有益です（Q74参照）．

第三者への承継

a 持分のない医療法人

上述したように，経営権の承継，すなわち，理事長たる地位を第三者に承継させることになり，上述のとおり，承継者は，原則として医師または歯科医師であることが必要になります．

この場合，前理事長に対する対価として，退職金の支給が考えられます．

b 持分のある医療法人（経過措置型医療法人）

経営権の承継のほかに，出資持分の承継が必要になります．出資持分の承継には，出資持分を譲渡する方法や前理事長が退社し，持分の払戻しを受け，新理事長である承継者が同額を出資する方法などが考えられます．

c ほかの医療法人との合併など

第三者がほかの医療法人を有している場合，当該ほかの医療法人に対する事業譲渡，合併・分割をして，権利義務を当該他の医療法人に承継させる方法などが考えられます（Q66〜Q68参照）．

d 理事長個人名義の財産や債務の承継

上述のとおり，医療法人を運営していくにあたり，理事長個人名義での財産や債務がある場合には，医療法人の運営に支障が出ないよう，別途，理事長個人名義の財産や債務を医療法人または承継者に対して，移転しておく必要があります．この場合も，個々の権利義務を移転するにあたり，不動産の登記手続き，債権者の承諾などの権利義務の承継に関する必要な手続きは忘れずに行う必要があります．

税理士アドバイス　持分のある医療法人では，出資者の相続が発生すると相続税支払いのため払戻請求が行われるなど医療法人の経営に影響を与えるため，医療法により持分のある医療法人から持分のない医療法人への移行計画を国が認定する制度を設け，相続税猶予などの税制措置が講じられました．

Q73 相続に備えて遺言書を作成しておきたいが，どのようなことに気を付けるべきか？

　相続対策として，遺言書を作成しているという話をよく聞きますが，遺言書にはどのような意味があって，どのようにして作成するべきなのかわかりません．どのような人でも作成しておくべきなのでしょうか．

A 遺言書にはいくつかの種類があり，法律に従った方式にのっとって作成していないと無効となってしまうことに注意が必要です．

 弁護士　通常用いられる遺言書の種類としては，自筆証書遺言と公正証書遺言があります．

　法律が定める方式にのっとって作成されていない遺言書は無効となりますので，注意が必要です．遺言書には，種類によってメリット・デメリットがありますので，それぞれのメリット・デメリットを理解した上で選択するとよいでしょう．また，「遺留分」を侵害しないように配慮することが望ましいです．

解　説

遺言書を作成する意味

　遺言書は，遺産について遺言者の最終的な意思を残しておくものです．法律が定める方式にのっとって作成した遺言書を残しておけば，法律に規定された相続分（法定相続分）に優先して法的効力が認められ，遺産の権利関係は遺言書に記載したとおりになります．

　遺言書を作成しておくことの有用性としては，相続人間の仲が思わしくない場合はもちろんですが，そうでなくとも，残された相続人間で遺産分割を行わないで済むよう遺産の権利関係の道しるべを示しておくという意味もあります．生前から，相続人となる親族と話し合いを重ね，医療機関の経営方針やどのように遺産を承継

するかイメージを共有して，相続人全員が納得できる遺言書を作成することができると理想的です．

遺言書の作成が望ましい場合

　特に以下のようなケースでは，遺言書を作成しておくことが望ましいといえます．それ以外でも遺言書の作成は，相続のトラブルを未然に防ぐ意味でも効果的です．

- 医院の後継者を指定しておきたい場合
- 配偶者にまとまった生活資金を残しておきたい場合
- 再婚していて先妻の子がいる場合
- 相続権のない者に遺産を与えたい場合や相続人がいない場合

遺言書に優先する「遺留分」

　遺言書を作成しておけば，基本的には遺産について遺言書に記載したとおりの権利関係となりますが，「遺留分」を奪うことはできません．「遺留分」とは，兄弟姉妹以外の相続人に最低限保証される相続割合を法律上認めているもので，遺言書がどのような内容であったとしても保証されるものです．

　具体的には，直系尊属（父母）のみが相続人の場合を除いては遺産の2分の1，直系尊属（父母）のみが相続人の場合は遺産の3分の1とされています（民法1042条）．例えば，相続人が配偶者と子2名の場合，法定相続分は配偶者1/2，子1/4ずつとなりますが，遺言書の内容が相続人以外の第三者に全財産を与える内容となっていたとしても，上記の遺留分割合に法定相続分を掛けた割合の配偶者1/4（1/2 × 1/2），子1/8（1/2 × 1/4）ずつは遺留分として保証されることになります．

　遺留分を巡る紛争を回避するためには，相続人の遺留分を侵害しないように配慮して遺言書を作成することが望ましいでしょう．

遺言書の種類

　通常用いられる遺言書の種類としては，自筆証書遺言（民法968条），公正証書遺言（民法969条，969条の2），のいずれかです．法律が定める方式にのっとって作成されていない遺言書は無効となり，法的効力が認められませんので注意が必要です．

🅐 自筆証書遺言

　法律が定める方式としては，遺言者が，1．遺言の全文，2．日付，3．氏名，のすべてを自署し，4．捺印をしたもの，となります．遺産の目録を添付する場合には，

その目録に限って，自署をしなくてもよいことになりました．ただし，その場合には，目録のすべてのページに署名・捺印をしなければなりません．

自筆証書遺言のメリットとしては，1人で作成できること，費用がかからないことがあげられます．デメリットとしては，方式の不備により無効とされてしまう可能性があること，紛失・偽造のおそれがあること，相続時には家庭裁判所で検認の手続きが必要となることがあげられます．なお，令和2年7月10日から，「法務局における遺言書の保管等に関する法律」が施行されることとなり，この法令に従った自筆証書遺言（遺言書保管法4条2項）については，法務局での保管を申請することができることとなりました．この法務局保管制度を利用した場合には，一定の費用負担はありますが（遺言書保管法12条），紛失・偽造のおそれがなくなり，家庭裁判所での検認の手続きも不要となります（遺言書保管法11条）．

b 公正証書遺言

2人以上の証人が立ち会い，遺言者が公証役場の公証人に対して述べた内容を公証人が書面化し，各自が署名・捺印をするものです．実務上は，公証役場に行ってその場で遺言書を作成するのではなく，事前に遺言書の案について公証人に伝えて協議し，遺言書の内容を確定させておくことが通常です．

公正証書遺言のメリットとしては，公的な立場にある公証人が遺言書の内容を証明してくれること，遺言書の原本が公証役場で保管されるため紛失・偽造のリスクがないこと，家庭裁判所での検認の手続きが不要となることがあげられます．デメリットとしては，少なくとも証人2人が必要となること，作成費用がかかることがあげられます．

特徴の比較

遺言書の種類に応じた特徴を整理すると**表3-2**のとおりとなります．いずれも一長一短ありますが，遺言書が無効となるリスクを抑えることができ，かつ，公証役場で遺言書を保管してくれる公正証書遺言が確実で安心できると考えられます．

また，遺言書は何度でも書きなおして内容を変更することができますので，遺産の状況や考えが変わった際には，遺言書を作成しなおしておくとよいでしょう．

表 3-2　自筆証書遺言と公正証書遺言の比較

	自筆証書遺言	公正証書遺言
作成方法	本人	公証人
保管場所	本人 (法務局保管制度利用の場合：法務局)	公証役場
紛失・偽造 の可能性	有 (法務局保管制度利用の場合：無)	無
証　人	不要	必要
裁判所 の検認	必要 (法務局保管制度利用の場合：不要)	不要
費　用	不要 (法務局保管制度利用の場合：必要)	必要

Q 74 クリニック・病院の院長（理事長）が亡くなったときに，何から対応すればよいのか？

もし当医院の理事長が亡くなった際には，まずどのような対応をするべきなのでしょうか．また，相続の手続きはどのように進めて行けばよいのでしょうか．

A 医療機関の権利関係の整理にあたっては，医療法人の場合と個人事業主との場合とで対応が異なります．

弁護士

医療機関の権利関係については，個人の医療機関の場合と医療法人との場合で対応が異なります．個人の場合には，役所関係の諸手続きが必要となります．医療法人の場合には，改めて理事長の選出などの手続きが必要となります．

また，相続手続きを進めるにあたっては，まずは相続人と相続財産を把握する必要があります．その上で，遺産分割協議を行うことになるでしょう．

解　説

- -

個人の医療機関の場合（医療法人でない場合）

医師個人が院長・管理者を務める医療法人でない医療機関の場合，院長（開設者）の死亡により当該医療機関に関する届出などは効力を失うこととなり，相続の対象にはなりません．

例えば，長男が相続によって当該医療機関に関する権利関係をすべて引き継ぐこととなっても，手続き上は，長男が新たに医療機関を開設することと同様の取り扱いになります．この場合，亡くなった旧院長・医療機関を継ぐこととなった新院長との関係では，主に表3-3の諸手続きが必要となると考えられますので，各機関に確認をしつつ対応する必要があります．

表 3-3　相続の手続き（個人の医療機関の場合）

	保健所	税務署	厚生局
旧院長関係	病院・診療所廃止届 開設者死亡届　等	廃業届出書 死亡届　等	保険医療機関廃止届　等
新院長関係	病院開設許可申請 診療所開設届　等	事業開始届出 等	保険医療機関指定申請　等

医療法人の場合

ⓐ 医療法人の財産

　医療法人の財産は，理事長個人の財産とは完全に区別されますので，理事長が亡くなった場合でも相続の対象にはなりません.

　なお，平成19年4月1日施行の医療法改正前に設立された社団医療法人については，出資金による持分割合が認められており，改正前のモデル定款では，社員（クリニック・病院の従業員のことではなく，医療法人の構成員のことをいう）の死亡などにより社員資格を喪失した場合に出資持分払戻請求権があることが定められています. この出資持分払戻請求権は，理事長個人の財産になりますので，相続の対象となります.

ⓑ 社員・理事長の地位

　モデル定款では，社員は死亡によりその資格を失うこととされています. また，社団医療法人の理事は社員総会にて選任されることとされており（医療法46条の5第2項，同条第3項），医療法人の理事長は，医師である理事の中から理事会にて選出されることが原則となります（医療法46条の6第1項，46条の7第2項3号）. したがって，医療法人の社員・理事長の地位は，理事長が亡くなった場合の相続の対象とはなりません.

　そこで，例えば長男に理事長の地位を継がせたい場合には，社員総会にて長男を理事に選任し（Q56参照），その上で，理事会にて長男を理事長に選出する必要があります（Q55参照）. このような場合には，生前のうちに，あらかじめ長男を理事長に選出しておくか，または，死亡した際には長男が理事長に選出されるようほかの理事などに対して説明をして，あらかじめ理解を得ておくことが望ましいでしょう.

相続手続き

a 相続人・相続財産の把握

相続が始まった際には，まず，相続人と相続財産を把握する必要があります．

相続人を把握するためには，被相続人の出生から死亡までの戸籍を集める必要があります．自身で集めることが難しい場合には，弁護士や司法書士等の専門家に依頼して集めてもらうこともできます．

また，相続財産については，被相続人（亡くなった人）が保有していた資産のみではなく，負担していた債務も把握する必要があります．被相続人しか知らないものがあることも多くあり，いずれも亡くなった後に一から整理することは負担も大きくなりますので，極力，生前のうちに整理しておくことが望ましいです．

b 法定相続分

相続人が持つ権利である相続分は，民法に従うと，子が複数人いる場合には，子は全員等しい割合となります（民法900条4号）．また，配偶者がいるときは，子と配偶者の相続分は2分の1ずつとなります（民法900条1号）．

具体的な例をあげると，相続人が配偶者と子2人の場合，配偶者の法定相続分は2分の1，子の法定相続分は4分の1ずつとなります．

なお，被相続人が遺言書を書いている場合には，法定相続分に従うことにならず，「遺留分」を侵害しない範囲で遺言書の内容に従うことになりますので（Q73参照），遺言書の有無は確認しておくべきです．

c 遺産分割協議

上記の法定相続分を前提に，相続人の間で遺産分割協議を行うことになります．遺産分割協議では，法定相続分どおりに遺産を分割しなければならないということはなく，話し合いで法定相続分と違った分け方をすることもできます．これは，遺言書が存在した場合であっても同様で，相続人全員の話し合いで遺言書と違った分け方をすることもできます．

Q75 相続税の申告は，いつまでにどのようにすればよいのか？

父親が医師ですが，この度相続が発生しました．相続税が発生すると思うのですが，相続税の申告はいつまでに行えばよいでしょうか．

A 相続税の申告期限は，相続開始があったことを知った日の翌日から10ヵ月以内になります．

相続税の申告期限は相続の開始があったことを知った日の翌日から10ヵ月となります（相続税法27条）．それまでに，死亡届の提出，被相続人の所得税などの準確定申告，相続財産の確定，遺言書の有無の確認および検認などの手続きもしくは遺産分割協議，金融機関の口座の凍結手続きおよび残高証明書の取得などを行わなくてはなりません．

解　説

相続の開始があったことを知った日とは，通常ですと「被相続人が死亡した日＝相続開始があったことを知った日」となりますが，一致しないこともあります．それは，以下のようなケースで，それぞれ以下に示す日が，相続開始があったことを知った日となります（相続税法基本通達27-4）．

● 失踪宣告

　民法により失踪の宣告を受け死亡したものとみなされた者の相続人または受遺者は，これらの者が当該失踪の宣告に関する審判の確定のあったことを知った日．

● 相続人に係る失踪宣告

　相続開始後において当該相続に係る相続人となるべき者について，民法の規定による失踪宣告があり，その死亡したものとみなされた日が当該相続開始前であることにより相続人となった者は，その者が当該失踪の宣告に関する審判の確定のあったことを知った日．

- 失踪宣告の取り消し

  民法に定める失踪宣告の取り消しがあったことにより，相続開始後において相続人となった者は，その者が当該失踪宣告の取り消しに関する審判の確定のあったことを知った日．

- 認知の訴え

  民法に定める認知の訴えによる裁判，または，民法に定める相続人の廃除の取り消しに関する裁判の確定により，相続開始後において相続人となった者は，その者が当該裁判の確定を知った日．

- 相続人の廃除

  民法の規定による相続人の廃除に関する裁判の確定により，相続開始後において相続人となった者は，その者が当該裁判の確定を知った日．

- 胎 児

  民法の規定により，相続についてすでに生まれたものとみなされる胎児は，その法定代理人がその胎児の生まれたことを知った日．

- 幼児等

  相続開始の事実を知ることのできる弁識能力のない幼児等は，その法定代理人がその相続の開始のあったことを知った日（相続開始の時に法定代理人がいないときは，後見人の選任された日）．

- 遺 贈

  遺贈（被相続人から相続人に対する遺贈を除く）によって財産を取得した者は，その者が自己のために当該遺贈のあったことを知った日．

- 停止条件付の遺贈

  停止条件付の遺贈（被相続人から相続人に対する遺贈を除く）によって財産を取得した者は，当該停止条件が成就した日．

　例えば，上記の遺贈は，被相続人から法定相続人以外の第三者に渡すという内容の遺言書があった場合に，その第三者が親族でないとすると，被相続人の死亡を認識するのが遅れることがあります．その場合に，その第三者が，被相続人が死亡してから9ヵ月で当該死亡を認識した場合に，残りの1ヵ月で申告書の提出やその他の作業を完了させなければならないというのは，あまりに酷なので，このような通達を設けています．

　相続税の申告期限は，相続の開始があったことを知った日の翌日から10ヵ月以内

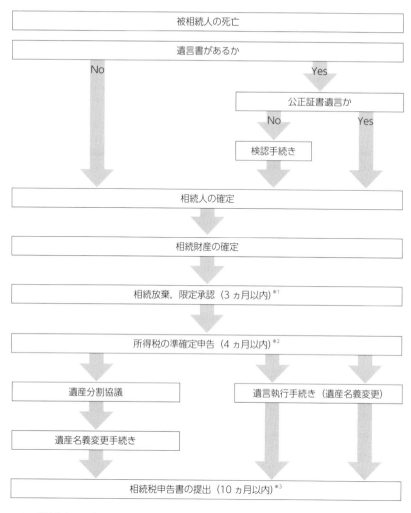

※1 相続放棄，限定承認をしない場合は，特に作業は発生しない.
※2 特に申告すべき所得がない場合は，申告不要.
※3 相続財産の総額が基礎控除以下の場合には，申告不要.

図 3-1　相続発生後からの流れ

になります．相続発生後から相続税の申告書の提出期限までに行うことを時系列で
示すと図3-1のようになります．これらを踏まえて，なるべく早目に各種手続きを
進めることをお勧めします．

索　引

270